钱文昊　苏红如　主编

帮孩子养出一口好牙：
打好牙齿的健康持久战

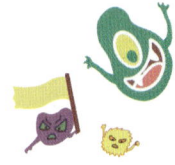

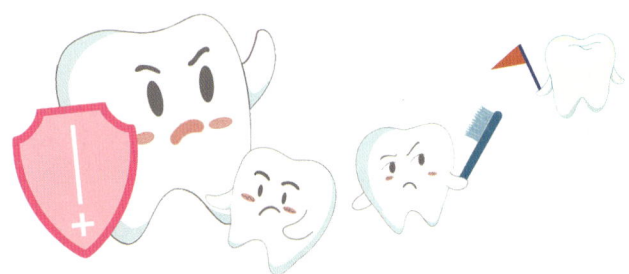

上海科学技术出版社

图书在版编目（CIP）数据

帮孩子养出一口好牙：打好牙齿的健康持久战 / 钱文昊，苏红如主编. -- 上海：上海科学技术出版社，2025.3. -- ISBN 978-7-5478-7052-5

Ⅰ. R78

中国国家版本馆CIP数据核字第2025H6A279号

帮孩子养出一口好牙：打好牙齿的健康持久战
钱文昊　苏红如　主编

上海世纪出版（集团）有限公司　出版、发行
上海科学技术出版社
（上海市闵行区号景路159弄A座9F-10F）
邮政编码201101　www.sstp.cn
江阴金马印刷有限公司印刷
开本　787×1092　1/16　印张　8.75
字数：100千字
2025年3月第1版　2025年3月第1次印刷
ISBN 978-7-5478-7052-5/R·3207
定价：60.00元

本书如有缺页、错装或坏损等严重质量问题，请向工厂联系调换

作者简介

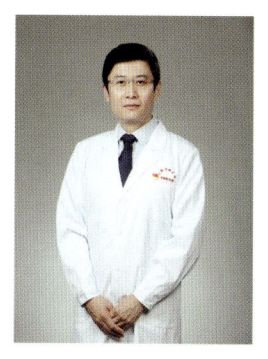

钱文昊,主任医师,医学博士,博士生导师。上海市徐汇区牙病防治所所长,国务院特殊津贴专家,上海市医学领军人才。曾获全国先进工作者,全国五一劳动奖章、中国医师奖、上海市优秀共产党员、上海好医生、上海工匠、上海市仁心医师、上海市医德楷模等40余项荣誉称号。在临床潜心工作20余年,通过显微根管治疗技术已治愈6000余例传统方法难以医治的疑难病例,并将根尖手术治疗成功率从72%提升至95.2%。近5年,发表SCI论文34篇(IF170.92),中文核心论文20余篇,授权专利34项,主持国家自然科学基金和上海市科委科研项目等合计7项,主编口腔专著3本,参编1本。身体力行开展口腔科普和各类公益活动,个人获得上海市健康科普引领人才专项,作为医院管理者引领医务人员创作科普作品,并利用新媒体平台扩大科普资讯的传播效果,在院内营造人人做科普的良好氛围。近三年,团队在各级、各类科普竞赛中获奖34项。

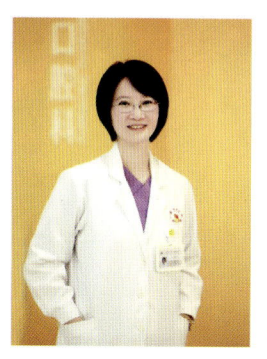

苏红如,主任医师,口腔临床医学硕士,公共卫生硕士。上海市徐汇区牙病防治所儿童口腔科、口腔预防科主任。曾获上海市优秀志愿者,上海市卫生健康系统三八红旗手,上海市徐汇区道德模范称号。任中华口腔医学会口腔预防医学专业委员会委员;上海市口腔医学会儿童口腔医学专业委员会常务委员、口腔预防医学专业委员会委员。长期从事儿童口腔门诊及口腔公共卫生工作。发表论文12篇,其中2篇SCI论文,参编专著3篇,授权4项国家新型发明专利。长期致力于口腔科普工作,为各人群(包括特殊人群)宣传口腔健康知识,传播口腔健康文化,倡导口腔健康管理;公开发表科普文章5篇,主编拍摄科普视频50余个;参加电台、网络媒体科普直播,惠及百万人。荣获市级、区级各类科普奖项10余项。

本书编委会

主编

钱文昊 苏红如

副主编

张诗韵 邢 敏

编者

崔晶晶 张诗韵 王诗哲 吴艳芬 杨 茜
陈 超 朱佳琳 高 玥 乔 璐 齐 颖
瞿然奕 于 倩 吴祎培 杨孟伟

序 一

历经数十年一代代奉献于儿童口腔医学者的努力,尤其自20世纪80年代以来,我国儿童的口腔保健和疾病防治水准迅速上升,儿童口腔临床专科在各地区的覆盖面亦日趋广泛。

传授医学科普知识有助于提高全民的医学素养,增添人们对疾病的认识,增强预防和及时治疗的意识,也有利于医者、患者、家属共同面对疾病、战胜疾病。多年来,传授防治儿童口腔疾病的科普知识始终是此专业医师所尽之责。随着时代的向前、经济的发展和社会的进步,此领域的科普文章和图书也日益增多,内容的深度和广度等显有新貌。

喜阅由钱文昊、苏红如医师主编此书,全书围绕儿童的口腔医学基础知识和众多口腔疾病,深入浅出地讲解,图文并茂地说明,是一本新时代的儿童口腔保健科普读物。这本书既能令人感受到专科医师对传授科普知识的重视、认真和负责,也能使孩子的家长、老师们从中获益匪浅,尤其在促进社会和医师合力维护儿童口腔健康、及时防治口腔疾病中表现出积极的推动力。祝愿我们的孩子们,日后都能拥有功能健全又美观的恒牙列和健康、卫生的口腔。

2025年1月

石四箴教授,祖籍台湾省台南市,1961年毕业于上海第二医学院口腔医学系。日本九州齿科大学齿学博士,国际牙医师学院院士。现任同济大学口腔医学院名誉院长,日本东京齿科大学客座教授。第二届亚洲小儿齿科学会会长,第三届中华口腔医学会副会长,1988—2007年任中华医学会口腔医学分会儿童口腔医学学组组长,第一、二届中华口腔医学会儿童口腔医学专业委员会主任委员,沪港澳台口腔医学交流协会名誉会长和澳门儿童牙科学会名誉会长。第十届全国政协常务委员,第九、十届政协上海市副主席,第九、十和十一届全国政协委员等。

已出版著作17本(任主编11本),发表论文272篇。全国高等院校口腔医学专业教材《儿童口腔医学》第1、2、3版主编。

国家人事部列入之杰出高级专家,获全国优秀教师称号及奖章、国务院颁发的突出贡献特殊津贴、中国儿童口腔医学事业终身成就奖、上海市口腔医师终身成就奖等诸多奖项。

序 二

从婴幼儿到青少年是人体生长发育的动态变化阶段，生活在变化着的环境中，患各种疾病也是十分常见的。一旦病了，往往"病急乱投医"，花钱费时，甚至延误诊疗时机。谁来给予指导？到医院去问医生？医生很忙，无法详细解答，最好家里有人做医生。当然，事实上不可能每个家庭都有医生，那么最好的办法是请个家庭医学顾问，交个医生朋友，好随时讨教。为了顺应当前这样的要求，我院医生编写了《帮孩子养出一口好牙：打好牙齿的健康持久战》一书，以提供科学的口腔预防和疾病治疗常识，帮助家长及时发现问题，解决问题，守护孩子的口腔健康。

本书展示的科普内容由我院钱文昊院长和苏红如主任主编完成，其结构循序渐进，易于理解，前后呼应，深入浅出地阐述了从婴幼儿到青少年各个阶段的口腔保健要点，帮助家长为孩子养出一口好牙。

参与编写本书的医生都具备高学历和职称，严谨的医学临床实践和训练使得他们的思维和言语有着出众的逻辑和深刻剖析能力。这一切都清晰地体现在他们的作品中，相信每一位读者都可以感受到。这些医生长期扎根在幼儿园和中小学从事儿童口腔保健工作，不仅熟悉本专业，而且还有着不受专业领域局限的见解和人文情怀。

祝各位大小读者在阅读过程中能够有所收获，也愿本书成为读者朋友们探索口腔健康的宝贵指南。让我们携手努力，为孩子们"种下"一颗颗健康的牙齿，让他们的一生都因这口好牙而更加精彩！

2025 年 1 月

徐培成教授，主任医师、二级教授。现任上海交通大学医学院附属第九人民医院口腔分院名誉院长，上海市徐汇区牙病防治所名誉所长。享受国务院政府特殊津贴。

三次荣获上海市科技进步奖（第一完成人），以第一作者或通讯作者发表论文 30 余篇，主编出版《牙病防治与牙齿美容》《儿童牙病》《专家诊治口腔疾病》《齿科精细治疗》等口腔专著 8 本。

获全国五一劳动奖章、全国劳动模范、全国先进工作者、上海工匠、上海市口腔医师"杰出贡献奖"等荣誉称号。

前 言

儿童口腔健康是一个复杂且重要的话题，相信孩子们健康、灿烂的笑容在每位家长的心中都至关重要。从出生到成年，儿童的口腔经历着持续的发育和变化。这一过程涉及乳牙的萌出、脱落，以及恒牙的生长，每个阶段都伴随着独特的挑战和需求。本书将系统地探讨这一发展过程，由表及里，尝试解答这一路上可能遇到的常见问题，如牙刷、牙膏该如何选择，怎样及时发现异常牙齿，如何进行科学的牙齿矫正等，并提供科学有效的预防和应对措施。本书旨在为家长和其他读者朋友们提供全面、科学的儿童口腔健康知识参考，为儿童的整体健康打下坚实的基石。

本书的编撰工作得到了众多专家和权威机构的支持与帮助，特别感谢编写团队为本书提供的宝贵资料和科普内容。参与编写的团队包括来自上海市徐汇区牙病防治所的儿童口腔医学专家、临床一线的资深医生、公共卫生领域的医务人员等。这种多学科的合作模式确保了本书内容的全面性和权威性，也体现了我们对儿童口腔健康事业的共同承担。希望读者朋友以本书作为指导框架，在实际应用中，根据孩子的具体情况，与专业的儿童口腔医生保持密切沟通，制订科学详尽的口腔保健方案。

在此成书之际，谨代表编委会向所有参与者表示由衷感谢，编者同仁的专业知识、临床经验和科研成果是这本书的根基和灵魂。衷心希望通过本书的出版和传播，进一步提高社会、家庭对儿童口腔健康的重视。希望这本书能成为连接专业人士、教育工作者、家长和儿童的桥梁，共同构筑儿童口腔健康的美好未来。祝愿每一位家长都能成为孩子口腔健康的守护者，也祝愿每一位小读者都能拥有健康的牙齿和灿烂的笑容！

2025 年 1 月

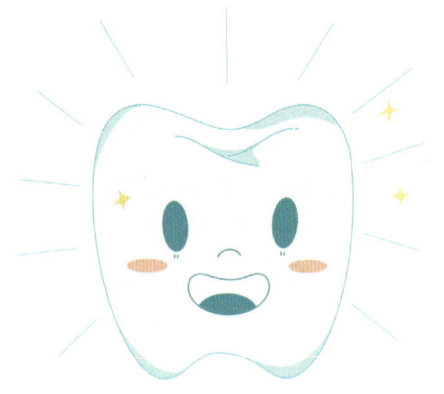

目录

常识篇：一口好牙护一生 …………………………… 01

第一章　小嘴巴里的"大军团" ………………… 02

1. 了解一下牙齿胚胎的不同发育阶段……………… 02
2. 原来乳牙萌出是这样的……………………………… 04
3. 换牙是要讲究秩序的………………………………… 06
4. 乳牙与恒牙有什么区别……………………………… 09
5. 传说中的"六龄牙"………………………………… 10
6. 牙齿形态结构大揭秘………………………………… 12
7. 什么是年轻恒牙……………………………………… 14

第二章　从小养成好习惯 ………………………… 15

8. 如何选择牙刷、牙膏………………………………… 15
9. 0～3岁婴幼儿口腔护理要注意什么………………… 16
10. 学龄前与学龄期的儿童应该如何刷牙…………… 18
11. 如何正确使用牙线………………………………… 20
12. 漱口也是一门学问………………………………… 22
13. 培养正确饮食习惯很重要………………………… 23
14. 咀嚼多多，好处多多……………………………… 24

第三章　看牙去，不要怕 …………………………………… 27

15. 口腔检查包括哪些内容 ………………………………… 27
16. 口腔常用 X 线检查有哪些 ……………………………… 28
17. 看牙时的拍片重要吗 …………………………………… 29
18. 消除孩子"牙医恐惧症"的小妙招 ……………………… 30
19. 家长如何帮助孩子更好地配合医生 …………………… 31
20. 医生有哪些帮助孩子配合看牙的方法 ………………… 32
21. 看牙时，可以给儿童打麻醉药吗 ……………………… 34

生活篇：成长中的烦恼 ……………………………………… **37**

第四章　哪些牙齿要早拔 …………………………………… 38

22. 乳牙脱落，牙根"断了"怎么办 ………………………… 38
23. 孩子长了"双排牙"怎么办 ……………………………… 39
24. 乳牙蛀了就要拔掉吗 …………………………………… 40
25. 什么是多生牙 …………………………………………… 42
26. 矫正牙齿一定要拔牙吗 ………………………………… 43
27. 拔牙前后有哪些注意事项 ……………………………… 45
28. 乳牙过早缺失需要做间隙保持吗 ……………………… 46

29. 常用的间隙保持器什么样 …………………… 47

30. 孩子佩戴间隙保持器后需要注意什么 ………… 48

第五章　那些反常的牙齿 …………………………… 51

31. 什么是牙齿发育异常 …………………………… 51

32. 出生就有的牙齿——诞生牙 …………………… 52

33. 多长出的牙尖——什么是畸形中央尖 ………… 53

34. 贴在一起长的牙齿——融合牙与双生牙 ……… 54

35. 门牙背后有裂隙要紧吗 ………………………… 55

36. 牙齿上有黄白色斑块是怎么回事 ……………… 57

37. 牙缝大、牙数少需警惕——先天缺牙 ………… 58

38. 牙齿着色为哪般 ………………………………… 59

第六章　受伤了，别着急 …………………………… 61

39. 牙齿也会被撞"懵圈" ………………………… 61

40. 牙齿被撞松了怎么办 …………………………… 62

41. 牙齿被撞断了要如何处理 ……………………… 64

42. 牙根被撞断一定要拔除吗 ……………………… 65

43. 牙齿被撞短了怎么办 …………………………… 67

44. 牙齿被撞掉了怎么办 …………………………………… 68

45. 牙脱位再植后，还要做什么 …………………………… 69

46. 牙外伤该如何预防 ……………………………………… 71

第七章　关注危害颜值的隐患 ………………………… 72

47. 什么样的牙齿排列是有问题的 ………………………… 72

48. 口腔不良习惯有哪些 …………………………………… 73

49. 口呼吸对面型有什么影响 ……………………………… 75

50. 什么样的唇舌系带有异常 ……………………………… 76

51. 哪些因素会形成"龅牙"或"地包天" ……………… 77

52. 孩子为什么会出现"大小脸" ………………………… 79

53. 孩子为什么有牙齿长不出 ……………………………… 80

疾病篇：儿童牙病这样治 ………………………………… 83

第八章　龋病 ……………………………………………… 84

54. 蛀牙一定会发黑吗 ……………………………………… 84

55. 什么是奶瓶龋 …………………………………………… 86

56. 乳牙蛀了要紧吗 ………………………………………… 87

57. 补牙到底怎么补 ………………………………………… 88

58. 预防蛀牙小妙招 1——氟化物防龋 …………………… 89

59. 预防蛀牙小妙招 2——窝沟封闭 ……………………… 90

60. 预防蛀牙小妙招 3——预防性树脂充填 ……………… 92

第九章　牙髓炎及根尖周炎 …………………………… 94

61. 孩子牙痛怎么办 ………………………………………… 94

62. 孩子牙龈上"长脓包"是怎么回事 …………………… 95

63. 乳牙"牙神经"发炎怎么治 …………………………… 96

64. 乳牙牙根发炎怎么治 …………………………………… 97

65. 反正乳牙要替换，可以不治疗吗 ……………………… 99

66. 年轻恒牙活髓保存治疗 ………………………………… 100

67. 年轻恒牙"牙神经"感染的特殊治疗方法 …………… 101

第十章　牙周病与黏膜病 ……………………………… 103

68. 什么是鹅口疮 …………………………………………… 103

69. 嘴里长小疱是怎么回事 ………………………………… 104

70. 长新牙时为什么会感到疼痛 …………………………… 105

71. 青春期牙龈红肿是发炎了吗 …………………………… 106

72. 孩子常见的牙周疾病该如何预防 ……………………… 107

73. 口腔溃疡反复发作，如何是好 …………………… 108

第十一章　咬合问题的应对方式 …………………… 111

74. 孩子矫正最合适的时机是什么时候 ……………… 111
75. 如何纠正口腔不良习惯 …………………………… 112
76. 孩子"龅牙"怎么办 ……………………………… 114
77. 孩子"地包天"怎么办 …………………………… 115
78. 孩子脸歪怎么办 …………………………………… 116
79. 牙齿埋在骨头里长不出怎么办 …………………… 118
80. 孩子牙齿都蛀了可以做矫正吗 …………………… 119
81. 如何选择适合自己的矫正工具 …………………… 120
82. 如何避免矫正牙齿后牙列不齐复发 ……………… 121

附录1　儿童乳牙萌出、脱落时间记录表 ………… 123
附录2　儿童恒牙萌出时间记录表 ………………… 124
附录3　儿童涂氟时间记录表 ……………………… 125
附录4　儿童口腔检查记录表 ……………………… 126

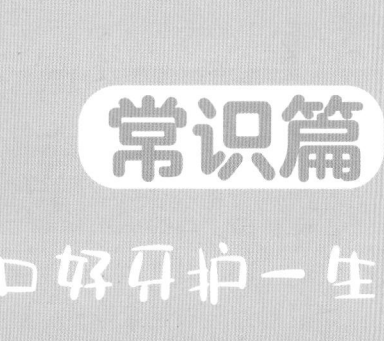

常识篇

一口好牙护一生

帮孩子养出一口好牙:打好牙齿的健康持久战

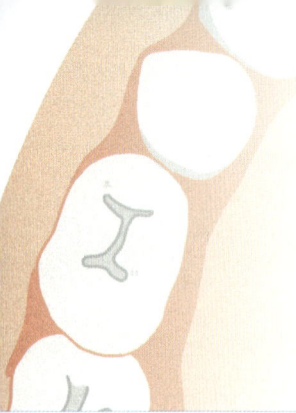

第一章
小嘴巴里的"大军团"

1. 了解一下牙齿胚胎的不同发育阶段

牙齿的发育是一个长期、复杂的生物学过程,包含牙胚的发生、组织形成和牙齿萌出。这一过程不仅发生在胚胎生长期,还会持续到出生之后。每颗牙齿开始发育的时间不同,但发育过程是相似的。

Q 牙齿发育需要经过哪几个阶段?

在母亲怀孕时,孩子的牙齿就开始发育了。牙齿发育会经过三个重要阶段,分别为生长期、钙化期和萌出期。以乳中切牙为例,从开始发育到牙根完全形成,需要2年左右的时间。而恒牙胚的发育晚于乳牙胚,时间也会更长,例如恒中切牙需要10年左右的时间才能发育完成。

不同牙齿发育时期的表现

发育时期	主要表现
生长期 (牙齿发育的第一阶段)	约在胚胎的第5周,覆盖在原始口腔的上皮细胞逐渐分化发育成牙胚。牙胚由成釉器、牙乳头和牙囊共同组成。在胚胎的第10周,所有乳牙的牙胚就形成了。在胚胎的第4个月,所有恒牙的牙胚也形成了
钙化期 (牙齿发育的第二阶段)	各部分牙体组织都开始形成。成釉器逐渐分化发育成牙齿的釉质。牙乳头逐渐分化成牙本质和牙髓。牙囊发育成包括牙骨质、牙周膜和固有牙槽骨组成的牙周支持组织
萌出期 (牙齿发育的第三阶段)	当牙冠即将发育完成时,牙根才开始发育,此时牙胚在牙槽骨中开始移动并逐渐突破口腔黏膜,最终进入口腔达到咬合接触,行使咀嚼功能。牙萌出后,牙根还在继续发育,一般还要经过2~3年,根尖部才能完全形成,至此牙齿的发育完成

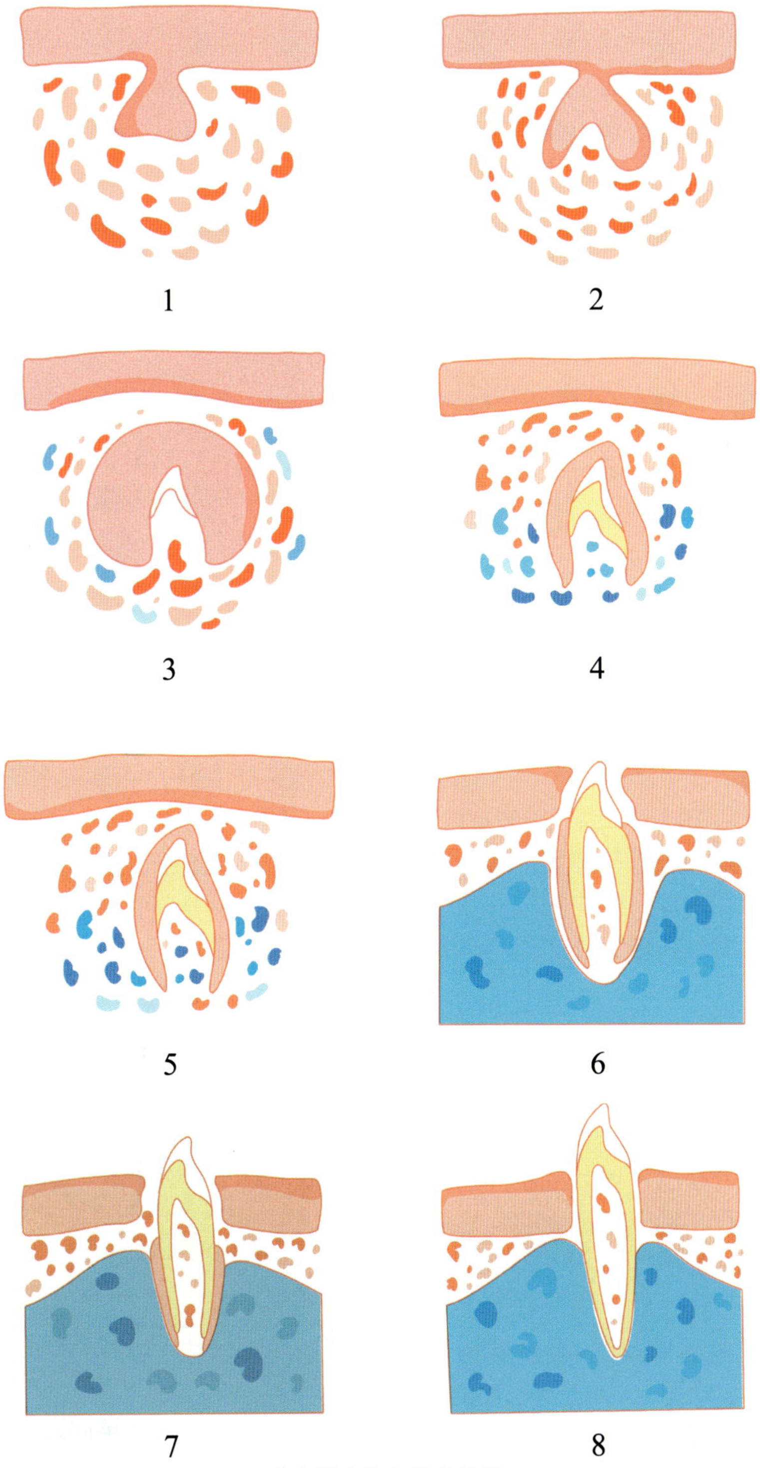

1

2

3

4

5

6

7

8

牙齿萌出的全程示意图

03

促进牙胚正常发育，从孕期做起

由于乳牙和恒牙的牙胚发育从胚胎期就开始了，所以孕妈妈的生活习惯或营养状态可能会对孩子乳恒牙的发育产生影响。例如孕妈妈在怀孕期间钙、磷、维生素等营养物质摄入不足，可能会影响到胎儿乳牙硬组织的形成和钙化，造成乳牙釉质发育不良。因此，孕妈妈应适当摄取丰富的蛋白质和足够的钙、磷，以及富含维生素的食物，保证营养均衡，满足发育中各项营养物质的需求。

此外，药物、辐射、二手烟等也可能会影响孩子牙胚的发育，孕妈妈应尽量避免。

还有一些全身疾病（如佝偻病、梅毒等）、严重的子宫疾病等均有可能影响孩子口颌系统的发育，因此，孕妈妈应该在怀孕前做好相关的检查和治疗，孕中积极配合医生治疗，将疾病对胎儿的影响降到最低。

Nolla 分期——临床常用参考指标

研究者通过 X 线片观察牙齿钙化的全过程，用牙齿钙化的程度来描述牙齿的发育。

1960 年，Nolla 将 X 线片上的恒牙钙化过程分成了 10 个阶段，称为 Nolla 分期，现在已成为临床医生评估牙齿发育程度的常用参考指标。

其中，Nolla 2 期临床提示牙冠的存在，Nolla 6 期临床提示牙根开始发育，牙齿开始在颌骨内殆向萌出；Nolla 8 期临床提示牙齿开始突破牙龈萌出；Nolla 10 期临床提示牙齿的发育成熟，已不再有萌出潜力。

2. 原来乳牙萌出是这样的

Q 乳牙的萌出是依照什么样的顺序？

正常情况下，孩子出生时是没有牙齿的。有一些孩子在 4 月龄时下前牙就开始"破龈而出"，也有些孩子等到 1 周岁时才萌出第一颗牙齿，这些都是正常的。

大部分孩子在 6 月龄时开始萌出第一颗乳牙，一般为下颌乳中切牙（即下颌正中的门牙），在 1 周岁左右时，上下乳切牙（俗称门牙）全部萌出。随后第一乳磨牙（俗称槽牙）会在 13～16 月龄时早于乳尖牙（俗称虎牙）萌出。乳尖牙在 17～20 月龄时开始萌出，而第二乳磨牙会在 24～28 月龄时开始萌出。

大约在孩子 2 岁半时，20 颗乳牙全部长齐，形成了完整的乳牙列。

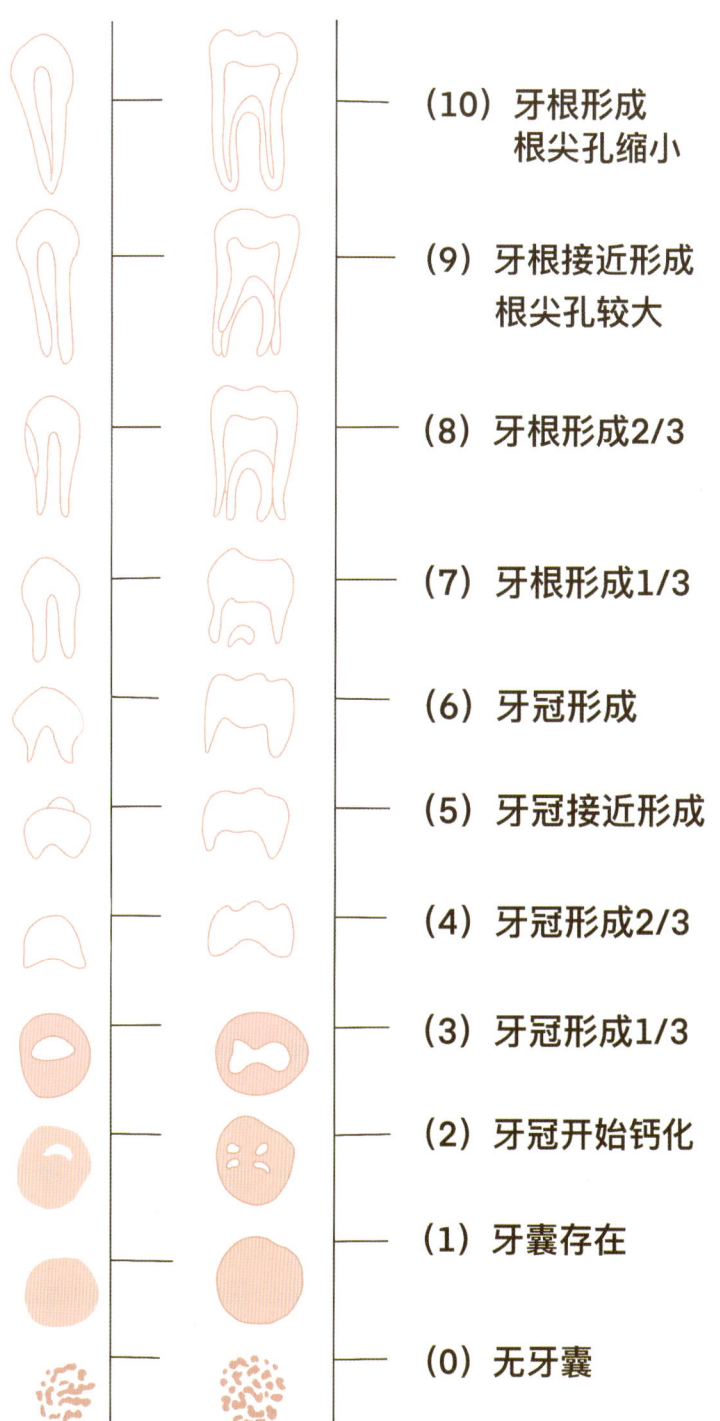

Nolla 分期

Q 孩子长牙会有哪些表现？

孩子牙齿萌出是正常的生理现象，但对新手爸妈来说，可能也是小小的考验。

- **爱啃咬**：在乳牙萌出时，有些孩子喜欢啃咬物品，如自己的手指、玩具或妈妈的乳头，这时家长们可以给孩子提供干净的咬胶。啃咬的刺激能帮助牙齿穿透牙龈黏膜，顺利萌出。

- **流口水**：牙齿萌出时会刺激口水分泌，由于孩子的吞咽功能还不完善，口水往往会流到口外。家长们需要帮孩子及时擦掉口水，勤换口水巾，避免口周湿疹。

- **哭闹多**：有些孩子长牙时，牙龈会红肿、疼痛，导致孩子爱哭闹、脾气变差。家长们需要多加安抚，帮助孩子顺利度过出牙期。

> **牙医小贴士**
>
> 需要注意的是，孩子长牙的时间和顺序存在个体差异，家长们不用过分担心。如果孩子在刚出生不久就长牙，或者 1 岁以后还没有长出第一颗乳牙，或 3 岁时还没有长齐所有乳牙，那么需要到医院就诊，由医生判断是否正常。

3. 换牙是要讲究秩序的

人的一生有两副牙齿，根据萌出的时间和形态不同，分为乳牙和恒牙。正常情况下，乳牙一共有 20 颗，按照萌出顺序分别为乳切牙、第一乳磨牙、乳尖牙和第二乳磨牙。最早萌出的是下颌乳切牙，一般在孩子 6 月龄左右时萌出。在孩子 2 岁半时，随着最后一颗乳磨牙完全萌出，口腔内就形成了完整的乳牙列。在 6 岁左右，大部分孩子的乳牙开始脱落，恒牙开始萌出，预示着乳牙列期向替牙列期转变。整个替牙（换牙）过程一般会持续 6～8 年，几乎贯穿了孩子的整个小学时期。

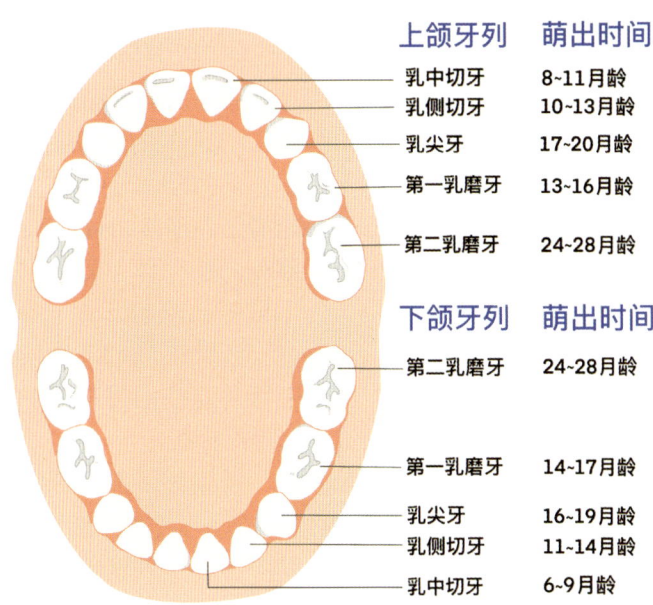

乳牙萌出时间

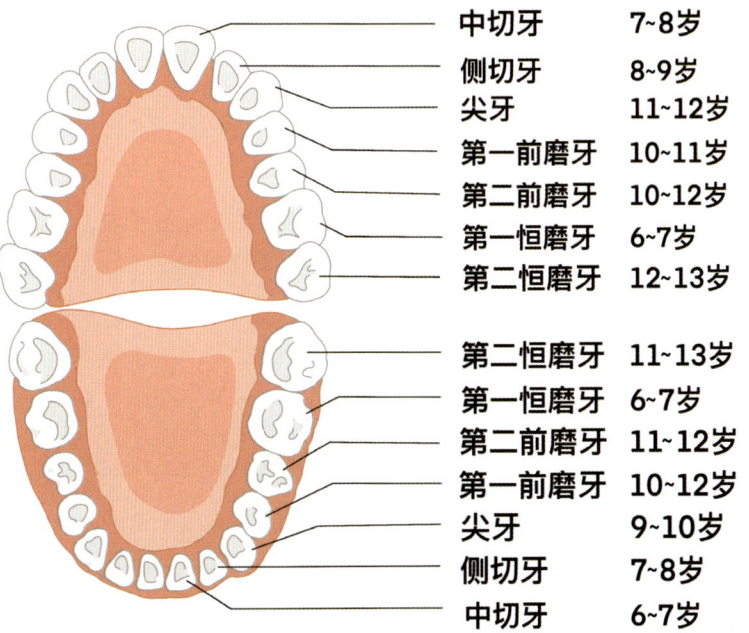

恒牙萌出时间

Q 换牙依照什么顺序？

首先萌出的恒牙是第一恒磨牙，它位于乳牙列的最后方。值得注意的是，第一恒磨牙是直接萌出的，不需要经过"换牙"，因此很多家长会忽视，仍将其当作乳牙。一般情况下，第一恒磨牙萌出后，乳牙才开始替换。

最早发生替换的牙齿是下颌中切牙，一般发生在6～7岁；然后是上颌中切牙，一般发生在7～8岁；7～9岁时，上下颌的侧切牙开始替换；10～12岁是替牙高峰期，乳尖牙和乳磨牙一般都会在这个时期发生替换。直至12周岁左右，第二恒磨牙萌出。此时，替牙列期结束，进入恒牙列期。

18周岁以后，有些人还会长出第三恒磨牙，俗称智齿。

Q 什么情况属于替牙异常？

孩子的换牙遵循着一定的规律，即在一定时间内按顺序左右对称萌出，下颌牙早于上颌牙萌出。但也常常受到遗传、环境等因素的影响，存在一些个体差异。比较常见的有下颌第一前磨牙先于尖牙萌出，还有上颌第二前磨牙先于上颌尖牙萌出等，这些都是正常的，家长们不必过度担忧。

如果孩子的换牙时间比同龄人晚1年以上，或牙齿没有对称萌出，就应带孩子到医院就诊，由医生判断是否正常。

牙医小贴士

牙齿的遵序替换对于牙齿的排列和形成良好的咬合关系有着重要的意义，家长们应该引起重视，帮助孩子顺利度过替牙期。

扫一扫二维码，观看科普视频
《牙齿的萌出和替换顺序》。

4. 乳牙与恒牙有什么区别

在孩子换牙期间，口腔内会同时存在乳牙和恒牙。有时，分不清乳牙与恒牙会带来一些小麻烦。如家长把即将要替换的松动乳牙当成了恒牙，焦急万分地带孩子去医院检查，却发现是虚惊一场；或是家长把蛀坏的恒牙错当成了乳牙，延误了治疗时机，等蛀牙严重时才追悔莫及。

其实，乳牙与恒牙在色泽、形态及萌出时间上分别有特点，新手爸妈只要稍加了解就能轻松辨别乳恒牙，帮助孩子顺利度过换牙期。

乳牙和恒牙的牙冠有 4 点不同

乳牙和恒牙在牙冠外形上各有特点，用 4 招就可以轻松辨别。

- **看颜色**：乳牙牙釉质的矿化程度更低，因此颜色会偏白一些，而恒牙颜色微黄，富有光泽。
- **看大小**：相同位置上的乳牙比恒牙小。
- **看形态**：乳牙的牙冠在靠近牙龈的 1/3 处有明显隆起，整体较为圆顿，呈"矮胖"型。而恒牙则比乳牙更显棱角分明，呈"修长"型。
- **看磨耗程度**：乳牙因萌出早、硬度低，所以可以看到明显的磨耗。而恒牙新萌出不久，磨耗不明显，在门牙上还可以看到明显的切嵴结节，也就是很多家长发现的"锯齿状"外观。请注意，这不是牙齿缺损了，而是恒牙的正常表现。随着使用时间变长、磨耗增多，"锯齿状"外观会逐渐消失，门牙也会逐渐变平。

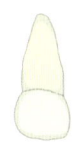

乳牙切牙　　恒牙切牙

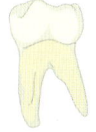 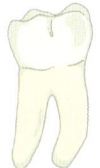

乳牙磨牙　　恒牙磨牙

乳恒牙形态差异

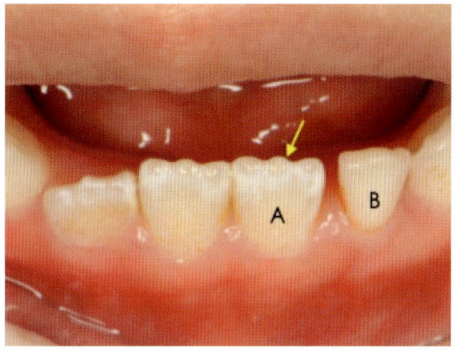

恒前牙锯齿状外观（A：恒牙，B：乳牙）

Q 在看不见的部分，乳牙和恒牙还有哪些特点？

乳牙和恒牙除了看得见的牙冠外形有差异外，在看不见的牙根和髓腔形态上也各有不同。

- **牙根形态**：乳牙的牙根较短，呈扁平状。而恒牙的牙根则长而圆润。在换牙时，乳牙牙根会被吸收。如果家长发现脱落的乳牙牙根不完整，无需特别担心。
- **根分叉**：乳磨牙有多个牙根，各根间的叉开度大，在根分叉下容纳了继承恒牙的牙胚。如果乳牙牙根发炎未及时治疗，容易累及根分叉区域，可能会对继承恒牙的牙胚造成影响。
- **髓腔形态**：乳牙的髓腔较大，髓角较高，根尖孔也较为宽大，因此乳牙蛀牙容易累及牙髓。

> **牙医小贴士**
>
> 乳牙与恒牙在外形和内部结构上均有差异，根据外形差异可以辨别乳牙与恒牙。而乳牙与恒牙内部的差异也会对治疗有所影响。

5. 传说中的"六龄牙"

口腔内有一颗传说中特别重要的牙齿——第一恒磨牙。它通常在6周岁左右萌出，所以又被称为"六龄牙"。"六龄牙"是口腔内最先萌出的恒牙，共四颗，位于上、下、左、右最后一颗乳磨牙的后方。它的萌出预示着乳牙列期的结束，替牙列期的开始。

"六龄牙"在萌出过程中，并没有发生乳牙的替换，所以家长们可能会忽视它的存在。有时甚至"六龄牙"已经被严重蛀坏了，家长仍然觉得"反正是乳牙，蛀了也没关系"，从而耽误了治疗的最佳时机。

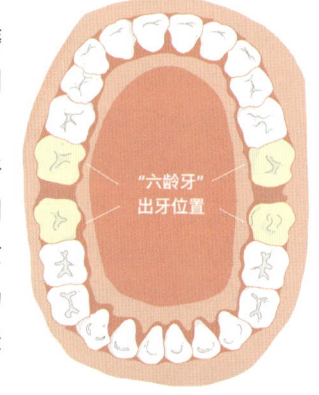

六龄牙

"六龄牙"的特点

"六龄牙"的形态整体上和乳磨牙很像,只是比乳磨牙大一些。在萌出早期,"六龄牙"的发育并没有完全成熟,牙齿表面不如成熟恒牙那般光滑坚固。此外,它的表面有较多的窝沟缝隙,很容易"藏污纳垢",再加上孩子年龄小,口腔清洁效果差,堆积在里面的食物残渣和细菌不容易被清洁,久而久之就非常容易发生蛀牙。流行病学调查显示,下颌"六龄牙"是蛀牙频率最高的恒牙。因此,在发现"六龄牙"完全萌出后,家长们可以带孩子前往医院对其进行窝沟封闭,从而有效预防蛀牙。

"六龄牙"的重要性

"六龄牙"的重要性主要体现在咀嚼和建立咬合功能上。"六龄牙"作为口腔内承担咬合力最大的恒牙,约承担了口腔内 60% 的咀嚼功能。如因蛀牙过早拔除"六龄牙",咀嚼功能将受到较大影响。

此外,"六龄牙"在建立正常的咬合关系过程中起着重要作用,可以说它是其他恒牙排列的"参照物"。其他恒牙长出后,均以它为基准在口腔内排列。

Q "六龄牙"在萌出时会有何异常?

"六龄牙"有时会不在牙列的正常位置萌出。在它萌出的过程中,会被前方的乳磨牙"挡住",继而导致乳磨牙的牙根过早吸收,引发松动。如果家长们发现孩子还不到 7 岁,乳磨牙就开始松动,那么应尽早带孩子前往医院检查,医生会采取相应措施以减少"六龄牙"萌出对乳磨牙的影响。

牙医小贴士

"六龄牙"作为孩子口腔内非常重要的 4 颗牙齿,是在最后一颗乳牙后方直接萌出的恒牙,不会再换的哦!家长们除了日常帮助孩子认真地刷牙清洁,还应定期带孩子前往医院进行口腔检查。根据孩子的具体口腔情况,采取相应的预防或治疗措施。

扫一扫二维码,观看科普视频《什么是"六龄牙"》。

6. 牙齿形态结构大揭秘

认识牙齿的外形

虽然口腔内的牙齿形态各异，但不管是乳牙还是恒牙，每一颗牙齿的基本结构都是类似的。张开嘴能看见的牙齿部分称为牙冠，在牙槽骨内看不见的部分称为牙根。

按照牙冠的形状不同，可以将牙齿分为切牙（俗称门牙）、尖牙（俗称虎牙、犬牙）、前磨牙和磨牙四类。牙冠的形状与其行使的功能是相对应的。例如，切牙的形状为方形，像一把大菜刀，主要用来切割食物，我们常用切牙来啃苹果、啃玉米等。而尖牙有一个尖端，可以用来撕裂食物。前磨牙和磨牙形状为方形，且咀嚼面上有多个尖端和平面。在咬合时这些尖窝对应，如同捣杵插入凹窝，可以用来捣碎、研磨食物。

咀嚼食物时，不同形态的牙齿互相配合，切牙和尖牙将大块的食物切割分解成小块，前磨牙和磨牙再将其磨细捣碎，加工成食团，便于吞咽。

认识牙齿的结构

从每颗牙齿的纵向解剖面来看，牙齿又可分为四层，分别为牙釉质、牙骨质、牙本质和牙髓。

- **牙釉质**：牙冠的最外面，是牙齿中最坚硬的部分，主要由钙、磷等无机物构成。因其矿化程度高，有利于抵御口腔内各种细菌的侵袭。
- **牙骨质**：牙根的最外层，与牙周膜紧密相连，使牙齿牢牢地固定在牙槽骨中。
- **牙本质**：在牙釉质和牙骨质的内侧，呈淡黄色，是牙齿的主要构成物质。牙本质内有很多细细的小管，即牙本质小管，这些小管可从牙本质通达牙齿内部的牙髓组织。当蛀牙发展到牙本质深层时，我们常在吃冰食或烫食时会感到牙齿酸痛。
- **牙髓**：位于牙齿最内侧的牙髓腔内，包含了丰富的神经和血管，具有感觉及营养牙齿的作用。

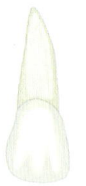 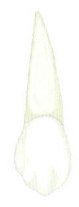 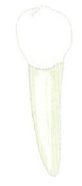 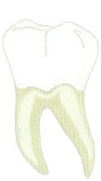

切牙　　尖牙　　前磨牙　　磨牙

切牙（唇面）、尖牙（唇面）、前磨牙（舌面）、磨牙（颊面）牙齿形态

牙齿形态结构侧面解剖图

左侧标注（自上而下）：牙冠、牙颈、牙龈、牙根、根管、牙槽骨

右侧标注（自上而下）：牙釉质、牙本质、牙髓、牙骨质、牙周膜、血管与神经、根尖孔

牙医小贴士

牙齿的外形和结构与它的功能息息相关。牙冠好比地面上的房屋，而牙根好比地下的地基。对于房子来说，只有地基扎实，外墙牢固，才能适宜居住。而对于牙齿来说，只有牙冠和牙根都保持健康，牙齿才能在口腔内行使良好的功能。

扫一扫二维码，观看科普视频《牙齿的基本结构》。

7. 什么是年轻恒牙

牙齿在刚刚萌出的时候，形态和结构并没有发育完全，牙根的长度和根管口的形态仍然处在发育过程中。所谓的年轻恒牙就是指已经萌出，但在形态和结构上还没发育好的恒牙。恒牙一般要在萌出后 2 ～ 3 年才能达到成熟恒牙的牙根长度，3 ～ 5 年才能发育成为成熟恒牙的根尖形态。

Q 年轻恒牙与成熟恒牙有什么不同？

年轻恒牙因为萌出时间短，用得少，在口内的磨耗也少，故而会有更明显的沟壑形态和更复杂的外形，会比成熟的恒牙更难自我清洁，更容易发生蛀牙。同时，年轻恒牙表面的矿物质比较薄，更容易被细菌渗透，所以年轻恒牙的蛀牙进展有时会更迅猛。

另外，年轻恒牙内部的感受器更加粗大和敏感，在治疗时的疼痛感可能更强烈，必要时可以使用局部麻醉。

然而，年轻恒牙也有优势，即血管丰富，富有生命力，具有更佳的修复和对抗、控制炎症的能力。

Q 孩子的年轻恒牙坏了怎么办？

一旦家长发现孩子的年轻恒牙有蛀牙的可能，建议及早就医，因为年轻恒牙的病变进展往往更快。早期蛀牙可以进行微创治疗配合矿化治疗等，尽量控制病变的发展，把损害降到最低。

如果年轻恒牙的病变已经发展到牙髓了，凭借年轻恒牙更多的牙髓组织，丰富的血运和根尖血液微循环，可以尽量保存牙髓的活力使其能够继续发育牙根。如果不能让所有牙髓的活力得以保存，也要尽量保存牙根部的牙髓活力。

如果年轻恒牙根部的牙髓活力也无法保存的话，也要尽量保存这颗牙齿，避免拔除年轻恒牙的结局。

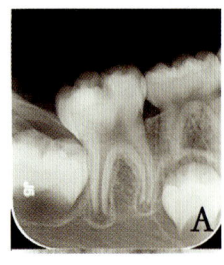 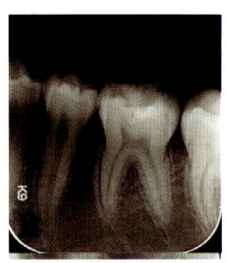 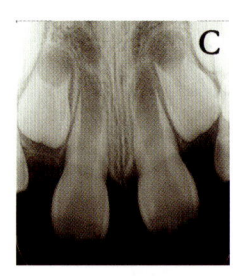 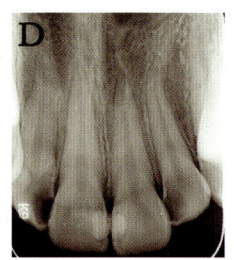

年轻恒牙与成熟恒牙 X 线片对比
A：年轻恒磨牙，B：成熟恒磨牙，C：年轻恒切牙，D：成熟恒切牙

第二章
从小养成好习惯

8. 如何选择牙刷、牙膏

在临床工作中，时常会听到家长有这样的疑问：医生，孩子用的牙刷和牙膏推荐什么品牌？其实，我们不必过多地追求品牌，只要掌握了以下几个要点，就可以为孩子挑选合适的牙刷和牙膏。

Q 选择孩子的牙刷有哪些要点？

在为孩子选择牙刷的时候有几个关键点。

- **牙刷要严格限制有害元素**：比如砷、铅等，以防影响孩子的健康和发育。
- **选择刷毛细腻柔软的牙刷**：细腻柔软的牙刷刷毛可以在细致清洁各个牙缝的同时，保证孩子的牙龈健康，防止过于粗糙的牙刷刷毛对孩子脆弱的牙龈和牙齿造成危害和创伤。
- **选择刷头大小合适的牙刷**：建议根据孩子的口腔大小选择适当大小的刷头，确保刷头能够轻松进入口腔的每个角落。小一点的刷头可以更到位地清洁孩子的口腔，一般刷头的长度以不超过3颗门牙的宽度之和为宜。

Q 选择手动牙刷还是电动牙刷？

随着电动牙刷的问世，因其效率更高而占据了越来越多的市场份额。但手动牙刷并不能完全被电动牙刷替代，而是仍然具有一定的优势。手动牙刷适合大部分孩子，操作简单，能够教会孩子正确的刷牙技巧。而电动牙刷对于孩子来说，不是每一种都可以。

电动牙刷不建议选用"U"形，传统设计的电动牙刷更加适合，家长们要确保刷头的大小适合孩子的口腔。

Q 孩子什么时候可以用牙膏？

含氟牙膏是一把"双刃剑"，有利也有弊。对于一些患龋风险高的孩子，使用含氟牙膏是利大于弊的。此外，低龄的孩子在使用含氟牙膏时，最好有家长在旁边陪伴和帮助他们刷牙，这样能减少他们在刷牙过程中吞咽牙膏。

一般建议从孩子 3 岁开始使用含氟量适中的牙膏，可以帮助预防龋齿。

当孩子能够控制自己刷牙、漱口并且不轻易吞咽时，可以考虑逐渐过渡到成人牙膏。

牙医小贴士

使用正确的刷牙方法比选择什么牙刷和牙膏更为重要。家长应该示范并监督孩子的刷牙过程，确保他们能够有效清洁牙齿，同时避免吞咽过多牙膏。

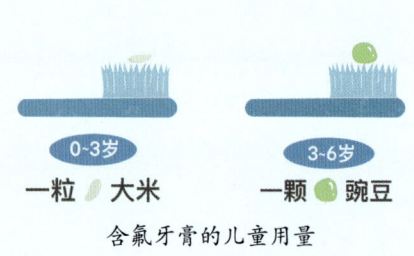

0-3岁 一粒 大米　　3-6岁 一颗 豌豆

含氟牙膏的儿童用量

9. 0～3 岁婴幼儿口腔护理要注意什么

孩子呱呱落地，给父母和家人带来了无限的喜悦。在每天精心护理孩子时，家长们可不要遗漏了口腔哦！良好的口腔卫生习惯能有效预防孩子龋齿及其他口腔疾病的发生，使孩子受益一生。因此，从孩子出生起，我们就应帮助他们清洁口腔，养成良好的口腔卫生习惯。

Q 还没长牙需要清洁口腔吗？

孩子出生后在乳牙萌出前的口腔卫生极为重要，可以使他们在潜意识里就有清洁口腔的行为。家长需认真洗手，在手指上包绕纱布，蘸温水轻轻擦洗孩子的牙床、腭部和舌背，每天至少清洁一次。孩子喝奶后如果不方便清洁口腔，可喂温开水稀释口内残留的奶液。

Q 长牙后怎么清洁口腔？

当孩子第一颗乳牙萌出后（出生后 4～12 个月），家长就要开始为孩子刷牙了。可以根据孩子口腔的大小选择纱布、指套牙刷或儿童牙刷来清洁。

当孩子的乳磨牙萌出后（1～2 岁），家长应使用牙刷，清洁孩子牙齿所有牙面，尤其是牙齿与牙龈

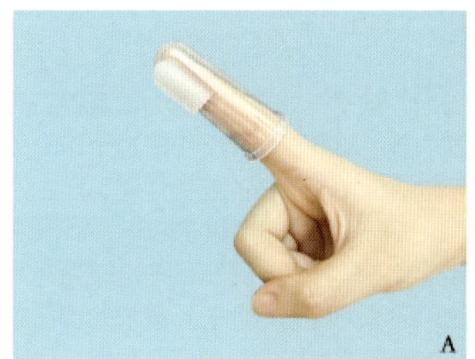 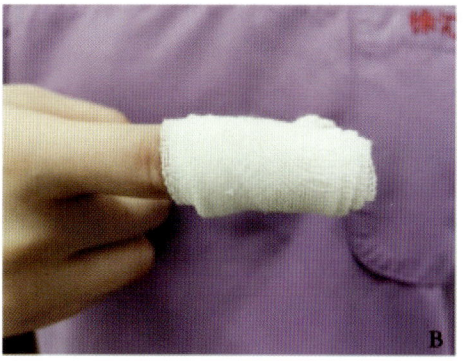

婴幼儿口腔清洁工具
A：指套牙刷，B：纱布

交界处。

当乳牙完全萌出后（2岁半左右），此时孩子可能想自己刷牙，但手部精细运动能力尚未形成，不能真正刷干净，因此仍然需要家长帮助孩子刷牙。家长帮孩子刷牙最简单的方法是圆弧刷牙法，即在牙面上打圈刷牙。一天至少两次有效刷牙，选用小头牙刷，确保每一颗牙齿的每一个牙面都能被有效清洁。

给孩子刷牙时可以使用少量牙膏，0～3岁时建议牙膏用量为米粒大小。小月龄刷牙后可以用纱布擦除口内残留牙膏。待乳牙建立邻接关系后，家长需帮助孩子每天至少一次使用牙线，清理牙缝。

需要注意的是，孩子1岁后应开始减少使用奶瓶，并向吸管杯过渡，最终学会使用直饮杯。使用奶瓶和安抚奶嘴尽量不要超过1岁半，否则可能会影响牙齿的排列。乳磨牙萌出后，孩子的咀嚼能力明显提高，因此在孩子10～12月龄时可尝试断夜奶，以减少龋病发生。

Q 什么时候开始检查牙齿？

家长应在孩子第一颗乳牙萌出后6个月（通常为出生后12个月）内带孩子去医院进行第一次口腔检查。检查内容包括孩子牙萌出及口颌发育情况，并评估患龋病的风险。第一次检查后根据孩子患龋风险评估情况，建议患龋低风险的孩子每半年进行一次口腔检查，并每年涂氟两次，患龋高风险的孩子每三个月进行一次口腔检查，并每年涂氟四次。

牙医小贴士

定期检查能及时发现口腔疾病，早期诊断，早期治疗。

10. 学龄前与学龄期的儿童应该如何刷牙

在 3~6 岁的学龄前期，孩子正处于刷牙能力显著提高的阶段，很多孩子会主动要求自主刷牙。然而，由于这个年龄段的孩子尚未完全掌握刷牙方法，加上孩子的自律性差，自主刷牙的效果不理想。因此，家长仍然需要帮助孩子刷牙。

孩子进入学龄期（6~12 岁）后，责任心开始增强，并初步具备了独立刷牙、使用牙线的能力。此时，家长的责任应转变为积极地监督、帮助孩子养成良好的口腔卫生习惯、树立自己进行口腔保健的责任心。要注意的是，该阶段的早期，家长仍然需要定期仔细检查孩子的牙齿是否清洁干净，并帮助他们用牙刷或牙线清理尚残留菌斑的区域。

牙刷与牙膏的选择

在牙刷选择方面，可以依照孩子的喜好和习惯选择手动或电动牙刷。在牙膏选择方面，如果孩子有能力咳出、吐出牙膏，可以选择含氟牙膏，每次使用豌豆大小。如果孩子尚小，无法咳出、吐出牙膏，可以选择不含氟的儿童牙膏，或不使用牙膏。

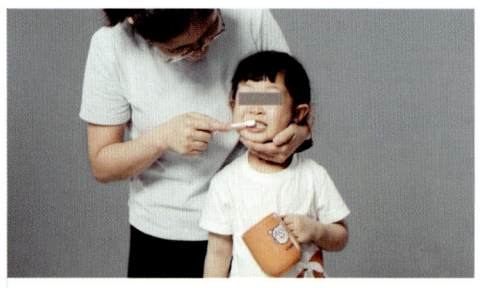

家长帮助孩子刷牙

刷牙的姿势与方法

家长帮助孩子刷牙时，可以站在孩子身后，两人朝向同一方向，孩子的头向后靠在家长优势胳膊上或胸前，家长用另一只手给孩子刷牙。

推荐家长采用圆弧刷牙法为学龄前儿童刷牙。在刷牙前让孩子将上下牙咬紧，家长轻轻将牙刷放入口中，位于牙齿和脸颊之间，采取由后向前打圈的方法刷净上下颌牙

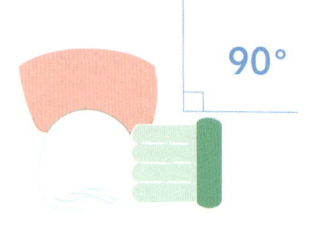
—— 牙刷与牙面垂直90° ——

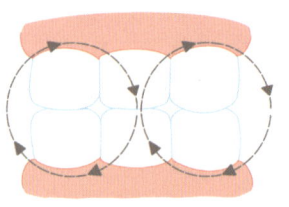
—— 快速画小圆圈 ——

圆弧刷牙法

齿的外侧面（颊面）。然后，让孩子张口，采用往返颤动的方式分别刷净上下颌牙齿的内侧面（舌面）。

推荐学龄期儿童选择改良巴氏刷牙法（又称为改良 Bass 刷牙法、水平颤动拂刷法）。改良巴氏刷牙法是目前世界上公认有效的刷牙方法，它能够有效清洁牙龈沟（牙齿与牙龈的交界处）内的菌斑和食物残渣，从而减轻和预防牙龈炎症，改善牙龈出血等问题。具体方法为：将刷头放置在牙颈部，刷毛指向牙根方向（上颌牙向上、下颌牙向下），与牙长轴呈 45 度，轻微加压，使刷毛部分进入龈沟。从后牙颊侧（外侧）以 2～3 颗牙为一组开始刷牙，在同一位置短距离水平颤动数次后向牙冠方向转动，拂刷牙面。再将牙刷移动到下一组 2～3 颗牙的位置，要求与前一组位置有重叠，用同样的方法按顺序刷完上下牙齿的外侧面（颊面）和内侧面（舌面）。刷前牙舌面时，将牙刷竖起，上颌牙自上向下拂刷，下颌牙自下向上拂刷。最后刷咬合面时，刷毛指向咬合面，稍用力作前后短距离来回刷。

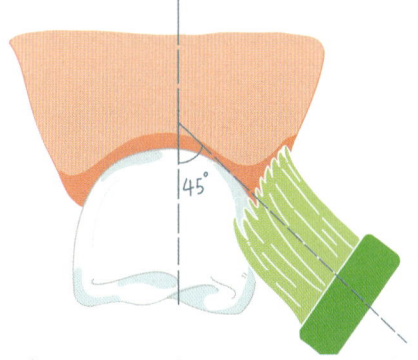

改良巴氏刷牙法（牙刷与牙长轴呈 45°）

巧用菌斑指示剂

这个阶段的孩子如果自主刷牙的意愿强烈，家长可以让他们先自主刷牙。随后，将牙菌斑"放大镜"——菌斑指示剂涂在牙面上。

菌斑指示剂是安全、无毒、可食用的化学制剂，在接触牙面后，可与牙菌斑中的成分发生化学变化，从而使菌斑显现出颜色。菌斑指示剂可以很好地帮助家长、孩子识别刷牙时容易遗漏的角落，看看哪些方面需要调整，帮助孩子更快地掌握正确、有效的刷牙方法。

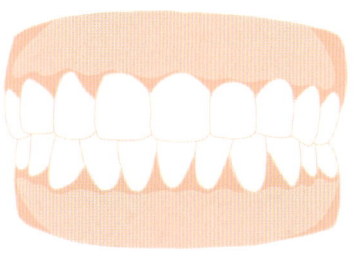

菌斑染色前

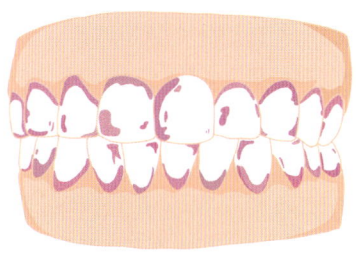

菌斑染色后

菌斑指示剂染色

牙医小贴士

每天至少刷牙2次，即早晚各1次，睡觉前的刷牙尤为重要。每次至少3分钟，如能做到有效刷牙，则每次刷牙时间可降至2分钟。

扫一扫二维码，观看科普视频《学龄前儿童刷牙指导》与《学龄儿童刷牙指导》。

11. 如何正确使用牙线

刷牙可以清洁牙齿表面，那牙缝该怎么清理呢？这就需要有请另一位口腔清洁好帮手——牙线登场啦！顾名思义，牙线就是在牙齿上使用的一种线，它可以帮助清除牙齿缝隙里的菌斑和食物残渣，维护口腔清洁。相比我们熟悉的牙刷和牙膏，家长们可能对牙线还有些许陌生，也有诸多疑问。

Q 为什么需要使用牙线？

乳牙在全部萌出后，大部分的牙齿邻面开始有了接触，尤其是乳磨牙的邻面接触为面与面接触，因此常常会有大量的菌斑堆积。此外，在换牙时期，前牙牙缝会生理性变大，形成生理间隙，这些间隙中也常常会发生食物嵌塞。刷牙时，牙刷的刷毛无法完全进入这些小间隙中，久而久之就形成了"卫生死角"。细菌和食物残渣会在这些"死角"里长期存留，进而引发"蛀牙"。因此，帮助孩子使用牙线进行牙齿邻面的清洁是非常有必要的。

Q 用牙线会让牙缝变大吗？

很多家长自己使用牙线时，往往觉得用完以后牙缝好像"变大"了。其实，牙缝的大小与牙线的使用无关，而是与牙齿和牙周组织的健康状况有关。

健康的牙齿排列整齐，牙周组织健康饱满，所以牙缝小。而当牙周组织存在炎症时，牙槽骨和牙龈发生萎缩，牙缝就大。使用牙线后，原本填满牙缝的菌斑、食物残渣被清理出来，牙缝回归了本来的样貌。因此，正常使用牙线并不会对牙齿及牙周组织产生危害。

Q 家长如何帮孩子使用牙线？

家长在为孩子使用牙线时，可以采取与为孩子刷牙时相似的姿势。

家长可以取一段长20～25厘米的牙线，将线的两端合拢打一个线圈，或取30～40厘米长的牙线，将其两端各绕在左右手的中指上，双手中指间的牙线为10～15厘米。

使用时，分别用一只手的拇指和另一只手的食指绷紧牙线，捏住后中间的牙线保持约2厘米的距离，将牙线放置在两颗牙之间缓慢拉动，使牙线通过两颗牙的接触区进入牙缝中。然后将牙线呈"C"字形紧贴牙颈部进行上下牵动，刮除牙齿邻面的菌斑和软垢。注意相邻两颗牙的侧面都要清洁到。用同样的方法清洁完所有牙齿的邻面后，让孩子用清水漱口，漱去刮下的菌斑和软垢。

如果家长觉得用手指持牙线不方便，也可以选择带持线柄的牙线（即儿童牙线棒）来清洁牙面。

Q 帮孩子用牙线时牙龈出血怎么办？

相比牙签，牙线更为柔软，易于进入牙缝下方，正确使用牙线并不会对牙龈造成损伤。有的孩子在使用牙线时会出现牙龈出血，通常是2个原因造成的。

- **使用牙线的姿势不正确**：家长为孩子使用牙线时，要记得"拉锯式"缓慢拉动使其进入牙缝，切勿强行直压否则会引起牙龈损伤。
- **口腔清洁没有做到位，牙龈存在炎症**：可以加强清洁，例如在使用牙线的同时勤刷牙、漱口。如果一段时间后还未改善，建议前往口腔科就诊。

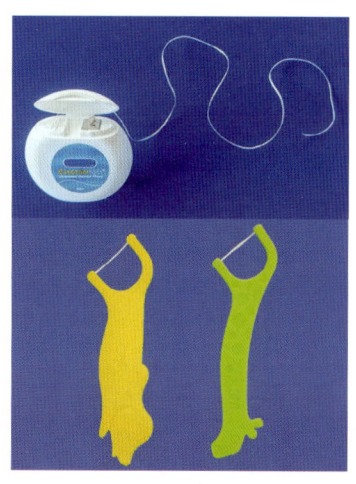

牙线与儿童牙线棒

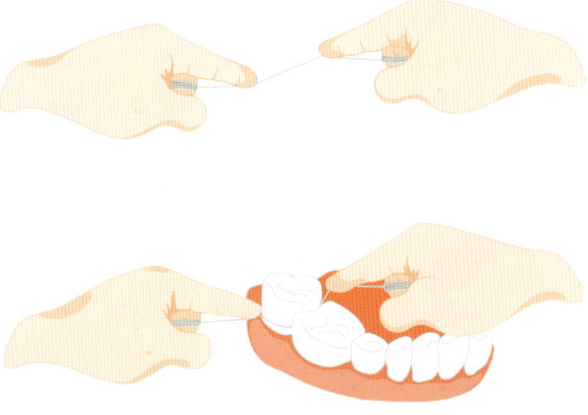

牙线使用

> **牙医小贴士**
>
> 牙线是清除牙缝里菌斑和食物残渣的最好工具,因此推荐孩子每天使用。家长在为孩子使用牙线前,应先掌握正确的使用方法,操作时动作轻柔,避免损伤孩子的牙龈。

扫一扫二维码,观看科普视频《牙线的使用指导》。

12. 漱口也是一门学问

漱口可以清除口腔内的食物残渣和软垢,并能抑制细菌繁殖,减少牙菌斑,清新口气,减少异味。有些漱口水中还含有氟化物,可以预防蛀牙。但是,漱口不能有效地清除已经形成的牙菌斑。

漱口的方法

漱口时,将少量清水或漱口水等液体含入口内,紧闭嘴唇,上下牙稍微张开,使液体通过牙间隙区,然后鼓动两颊及唇部,使液体能在口腔内充分接触牙面、牙龈及黏膜表面。同时运动舌头,使液体能自由地接触牙面与牙间隙区。利用水力前后左右,反复几次冲洗滞留在口腔各处的食物残渣,最后将液体吐出。

Q 漱口能否代替刷牙?

虽然漱口水具有消灭口腔内部分有害细菌、清新口气的作用,但漱口后,牙龈沟、牙齿邻间隙和牙面附着紧密的牙菌斑仍然存在,需要依靠刷牙和使用牙线来去除。

此外,不能长期使用漱口水,因为一些药用漱口水会扰乱口腔内的细菌生态系统平衡,引起口腔黏膜类相关疾病或牙齿着色。

由此可见,漱口只能去除牙齿表面的食物残渣和部分软垢细菌,而无法彻底清洁口腔。因此,漱口不能代替刷牙,刷牙仍应作为维护口腔卫生的主要方法。

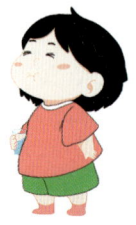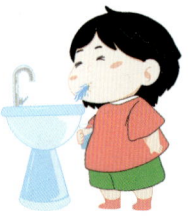

Q 孩子漱口用清水还是漱口水？

对于6岁以下的儿童，可以使用清水、淡盐水等漱口，不建议使用功效型漱口水或医用漱口水。对于6岁以上处于患龋高发期的孩子或者正在接受牙齿正畸治疗的孩子来说，此阶段需要更加注重口腔卫生清洁，除了可以日常使用清水、淡盐水等漱口以外，还可以在医生的指导下使用一些功效性的漱口水来辅助预防口腔疾病的发生，降低患龋或者牙面脱矿的风险。

13. 培养正确饮食习惯很重要

大家都知道吃糖容易引发蛀牙。那么在日常生活中，家长应该怎样培养孩子养成良好的饮食习惯，远离蛀牙呢？

科学鉴别糖类

非游离糖与游离糖对比

糖分	
非游离糖	游离糖
对身体和牙齿的危害较小，是指天然存在于新鲜水果中的果糖、蔬菜中的糖、奶类中的乳糖及谷薯类中的淀粉	也称添加糖，对身体的危害较大，是引起蛀牙的"罪魁祸首"，应尽量减少摄入。不仅存在于饮料、糖果、蛋糕、饼干、甜点等甜味零食中，还可能隐藏在"不甜"的加工食品中，如番茄酱、酸奶、膨化食品等

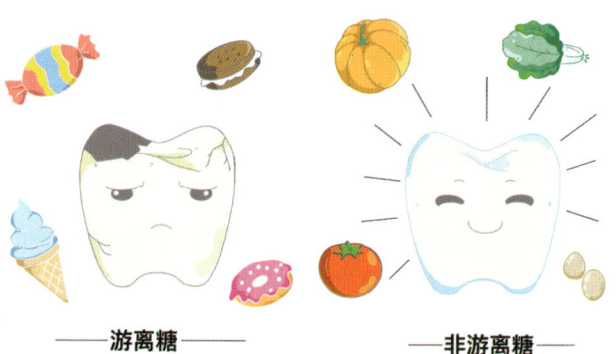

游离糖和非游离糖的分类

值得注意的是，天然存在于新鲜水果中的非游离糖不易致龋，但将水果榨成果汁后，非游离糖会转化为高致龋性的游离糖。

相比鲜榨果汁，果汁饮料、碳酸饮料中含糖就更多了，每100毫升的含糖饮料中，就含有约7克的添加糖。

培养正确的饮食习惯

正确的饮食习惯有以下4点。

- **控制糖的摄入**：中国居民膳食指南推荐成年人每人每天添加糖的摄入量不超过50克，最好控制在25克以下。
- **进餐时间**：除了糖的摄入量外，每日摄入高糖食物的次数及食物在口腔中存留的时间也与龋病的发生密切相关。在进食时，切忌食物在口腔中长时间滞留、不吞咽。建议儿童每一餐的进食时间控制在20分钟之内，切忌"含饭"。
- **餐间零食**：要注意选择低致龋性的食物，例如含糖量低的水果及坚果等，并控制吃零食的次数，进食后应及时漱口或刷牙。
- **餐食选择**：可以在孩子的饮食中适当增加一些富含纤维质的食物，例如胡萝卜、玉米等。这些食物在咀嚼过程中可以起到促进牙面清洁的作用，还可以促进颌骨发育。

牙医小贴士

我们应鼓励孩子多饮用白开水，少喝或不喝果汁及含糖饮料。另外，培养正确的饮食习惯很重要。

扫一扫二维码，观看科普视频《正确饮食习惯的养成》。

14. 咀嚼多多，好处多多

提到咀嚼，很多家长可能会皱起眉头："小朋友不爱咀嚼，总喜欢吃软食，这会对牙齿和身体有影响吗？"

大家可别小看"咀嚼"这个简单的动作，它对于孩子的生长发育可是大有好处。

咀嚼的三大益处

当食物进入口腔后,牙齿会对食物进行切割、撕裂、捣碎和磨细等一系列加工,使之成为食团,便于吞咽。咀嚼还会刺激唾液分泌,而唾液能在咀嚼的过程中将食物分解为低糖,更利于消化。因此,良好的咀嚼能够助力孩子的消化吸收功能,促进孩子健康成长。

咀嚼食物还会对牙齿和牙龈起摩擦和按摩作用,有利于牙齿和牙周组织的健康。当食物被咬碎后,从牙冠表面滑过,随后与牙龈接触,这一过程可机械性地带走牙齿和牙龈表面的一部分食物碎屑、菌斑、软垢等,对牙面起清洁作用,我们将这个过程称为食物的自洁作用。同时,这一过程也会对牙龈有良好的生理按摩作用,令牙龈上皮组织增厚,角化增强,使牙龈保持正常健康的颜色、形态和质地。

另外,咀嚼时牙齿受力后会有在正常范围内的轻微动度,称之为生理性动度,它能调节进出牙槽骨和牙髓的血液循环,对牙齿和牙周组织有保健、刺激作用,有助于组织的新陈代谢,促进牙齿和牙周组织健康。

咀嚼是颌面部生长发育的重要刺激手段,还能提升"颜值"。咀嚼时,上下颌骨旁的咀嚼肌肉会收缩,对牙列、颌、面、颅底的组织产生功能性刺激,促进其血液循环和淋巴回流,从而促进颌骨和面部发育。

Q 哪些食物能促进咀嚼?

粗粮、蔬菜和水果等富含粗纤维的食物都是促进咀嚼的利器,例如玉米、燕麦、芹菜、菠菜、苹果、梨等。家长们可以根据孩子的年龄及进食情况,从刮泥、切丁、切块到整体进食逐渐过渡。

偏侧咀嚼对口腔和面部的影响

有些孩子喜欢用单侧咀嚼,其实也是非常不健康的。单侧咀嚼指的是孩子习惯于只用一侧的牙齿咀嚼食物,而另一侧牙齿则完全弃之不用。这种不良的习惯会导致废用侧易发龋齿、牙龈炎,以及面部发育不对称(大小脸)、偏侧咬合、颞下颌关节紊乱病等问题。

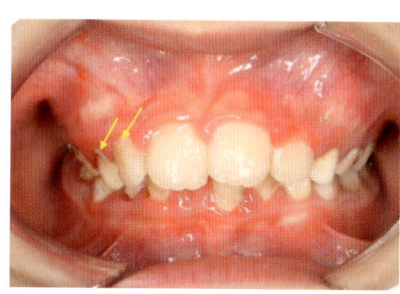

单侧咀嚼引起菌斑堆积

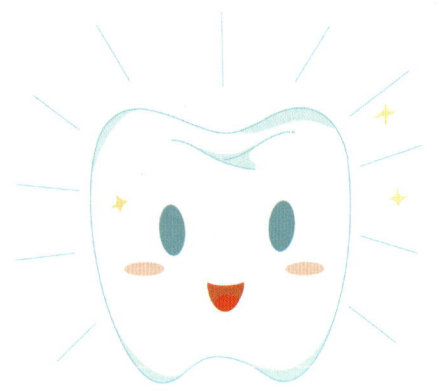

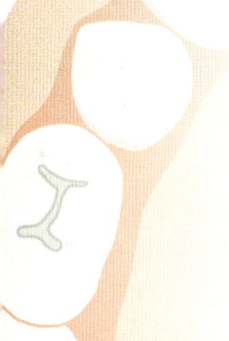

第三章
看牙去，不要怕

15. 口腔检查包括哪些内容

在就诊前，您的孩子是否对口腔科诊室内的设施和器械感到既好奇又害怕？他们是否总会提问：医生会对牙齿做哪些检查呢？这些检查痛不痛呢？那么现在，就让我们对这些神秘的牙科器械的用途和需要做的检查来个大揭秘吧！

常规检查

- **面部检查**：当孩子进入诊室，医生就会对孩子的面部做一个简单的视诊。如果面部有明显的肿胀，医生还会进行触诊，即摸一摸肿胀部位，检查一下肿胀部位的大小和质地。
- **口腔检查**：面部检查后，孩子就可以躺在牙椅上，让医生进行口腔内的检查了。医生通常会打开一个器械盘，盘内包括围兜、口镜、镊子和探针。围兜是围在孩子的胸前，用来避免治疗时弄脏孩子的衣服。而口镜、镊子和探针又被称为牙科三件套，是最基础的牙科检查工具。
- **视诊**：医生会用口镜对孩子的牙齿进行视诊，观察牙齿是否有缺损、缺失、蛀坏，牙龈是否有红肿、出血等。
- **探诊**：当发现有可疑的黑点时，医生会用探针对牙齿做一个探诊，即勾一勾牙齿上是否有龋洞。虽然探针长得尖尖的，但其实探诊检查时基本不会痛。
- **松动度检查**：当发现有松动的牙齿时，医生还会用镊子晃一晃牙齿，判断一下牙齿的松动度。
- **叩诊**：医生还会用镊子或金属口镜柄轻敲牙齿，来判断牙根是否有炎症。

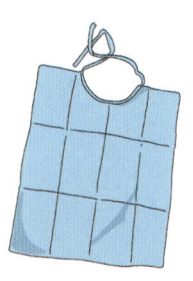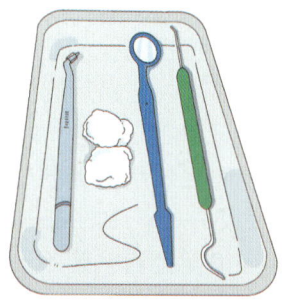

口腔治疗盘

> 特殊检查

除此之外，医生还可能根据孩子牙齿病情的需要，做一些其他的特殊检查，如用冰棒、电活力测试仪检测牙齿的牙髓活力，让孩子上下咬合牙齿检查咬合关系等。

> 辅助检查

医生还可能会给孩子做一些辅助检查，如拍摄牙齿X线片和牙CT、验血等。这些检查内容基本不会产生疼痛。因此在就诊前，家长可以与孩子充分沟通，介绍即将要做的口腔检查内容，减轻他们对看牙的恐惧，更好地配合医生完成治疗。

16. 口腔常用 X 线检查有哪些

孩子上次看牙时拍了牙片，半年后复诊，医生又说需要拍全景片。那么，牙片和全景片分别是什么呢？两者的区别是什么？牙 CT 又是什么呢？

> 牙片

牙片又称为根尖片，每张牙片能显示 2～4 颗牙齿的牙冠、牙根及牙根周围牙槽骨、牙周膜的影像。牙片的 X 射线辐射剂量较小，拍摄时间短，成像较为清晰，能帮助医生及早发现牙齿邻面部位的蛀牙，观察乳牙牙根吸收的情况及恒牙胚的发育状况、根尖炎症的范围等，是临床上非常常用的检查手段。但牙片也有局限性，如只能显示口腔内个别牙齿的情况；拍片时需要将牙片放入口腔中，会有稍许不适感等。拍牙片对于年龄较小的幼童来说，可能较难配合。而临床上另一常用的 X 线检查手段——全景片则可以弥补这些局限。

> 全景片

全景片的全称是口腔曲面体层摄影片。顾名思义，它可以显示口腔整体的情况，除了全口牙列以外，还可以显示双侧上、下颌骨、颞下颌关节、上颌窦等面部结构。当儿童口腔内有多颗牙齿需要治疗，或需要观察乳恒牙的整体情况，抑或是需要观察上下颌骨的病变时，就需要用到全景片。当患儿无法配合牙片拍摄时，也可以用拍摄全景片来替代。全景片的 X 线辐射剂量约为牙片的 20 倍，相当于乘坐 2 个小时飞机所受到的辐射。拍摄时间为 3～5 分钟，拍摄时只需要患者在指定位置站定不动即可，不会产生不适感，因此非常适用于儿童。

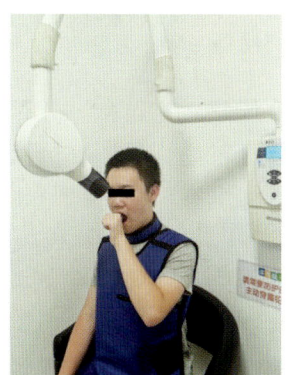

孩子拍牙片

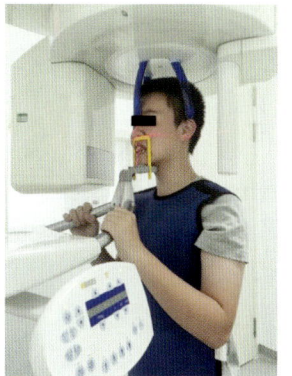

孩子拍全景片

牙 CT

牙 CT 一般指的是锥形术 CT（CBCT），其原理是 X 线发生器以较低的射线量围绕投照体做环形投照。然后将多次投照的数据重组，进而获得三维图像。牙 CT 可以清晰呈现颌骨和牙齿的内部结构，以及各组织结构之间的毗邻关系，常用于埋伏多生牙拔除术、疑难根管治疗术等术前检查。此外，牙 CT 的辐射量较小，约为胸部 CT 的 1/80，因此非常安全可靠。

牙医小贴士

牙片、全景片和牙 CT 有各自适宜使用的情况，医生会根据儿童的实际情况，为其选择合适的 X 线检查方式。

17. 看牙时的拍片重要吗

许多带孩子来看牙的家长们往往会有这样的疑问：孩子拍摄 X 线片安全吗？会不会有辐射？医生已经检查过牙齿了，还必须要拍片吗？能不能不拍？

Q 口腔 X 线片安全吗？

大家都知道，大量的 X 线辐射对人体有害。但儿童口腔科常用的 X 线检查的辐射剂量很低，例如拍一张牙片所受到的辐射约等于在晴朗的午后进行 2 个小时日光浴所接受的自然界 X 线的辐射量。而全景片的辐射量约为牙片的 20 倍，牙 CT 约为牙片的 100 倍。这些 X 线检查的放射剂量都在安全范围内，正常使用不会对孩子的身体造成不良影响。

此外，在拍摄X线片时医生还会为孩子做好防护，例如帮他们佩戴铅颈围和铅衣，以保护孩子的甲状腺和男性外生殖器。家长可以保留好孩子的X线片，就诊时提供给医生，避免不必要的重复检查，减少不必要的X线辐射。在医生、家长的共同努力下，孩子接受正常的口腔X线片检查是非常安全的。

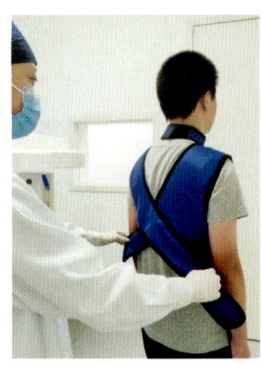

孩子拍片时做的防护措施

Q 口腔X线片重要吗？

牙齿是中空结构，除了表面能看到的牙釉质以外，在牙齿内部的牙髓腔和埋在颌骨内的牙根都是无法看到的，需要通过X线片来检查。口腔检查中有许多情况需要用到X线片，如观察龋牙的深度与牙髓腔的关系、乳恒牙牙根发育情况、牙齿数目是否正常、牙根周围骨质改变等。拍X线片能为医生提供更多的牙齿信息，避免盲目操作，提高诊断的准确性和治疗的成功率。

X线影像学检查是现代医学不可或缺的一项重要检查手段，能大大提高诊断水平，对口腔医生诊断疾病、设计治疗方案、采用治疗措施、判断预后具有重要意义。如治疗需要拍片，孩子们可在做好充分防护后接受X线检查。

18. 消除孩子"牙医恐惧症"的小妙招

相信带孩子去看牙是令很多家长头痛的事。很多孩子在第一次躺到牙椅上的时候都会感到害怕，哭闹不止，不愿配合。这会影响治疗的效率和效果，最终拖延牙齿的病情。其实，在第一次带孩子去看牙前，家长们可以做一些准备工作，以下几个小妙招能有效帮助孩子消除看牙的恐惧心理，在治疗时更好地配合医生，达到事半功倍的效果。

提前鼓励，树立医生正面形象

家长们可以在就诊前几天甚至前几周就告诉孩子，需要带他们去医院检查一下牙齿。同时对他们进行鼓励，家长们可以这样说："医生会拿小镜子检查一下你的牙齿，看看牙齿上有没有黑黑的'小虫子'。""医生在检查牙齿的时候会很温柔的，不会把你弄痛的。"另外，在日常生活中最好不要用看牙来吓唬孩子，比如"不乖就让医生帮你拔牙""不听话医生就会给你打针"等，避免孩子对医生产生抵触和恐惧心理。

借助书籍和多媒体，熟悉看牙的环境与过程

建议家长在就诊前一周左右，先带孩子到即将就诊的医院熟悉一下环境。平时在家可以和孩子一起阅读一些与爱护牙齿相关的绘本，观看一些看牙相关的动画。这既可以帮助孩子增加牙齿保健的知识，又可以让孩子提前了解治疗牙齿的过程，放松心情。

体验"小小牙医"角色扮演

家长还可以陪孩子参加"小小牙医"的活动。让孩子穿上小小白大褂，扮演小小牙医，拿起小口镜给爸爸妈妈检查牙齿。孩子会很喜欢这种互动的过程，为看牙留下愉快的回忆。有了这些心理建设，就会减少孩子看牙的恐惧心理。

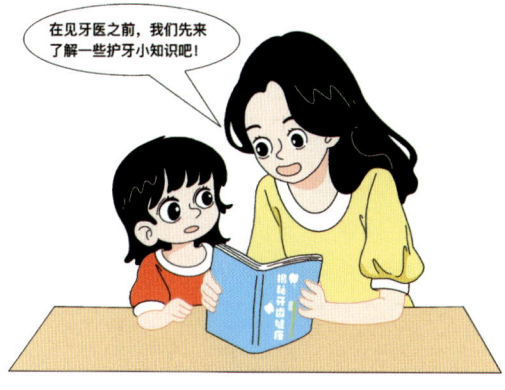

家长和孩子一起阅读看牙绘本

19. 家长如何帮助孩子更好地配合医生

当孩子第一次进入牙科诊室时，可能会感到既紧张，又好奇。那么，家长如何才能帮助孩子更好地配合医生，完成治疗呢？

鼓励孩子自己坐上诊疗椅

很多家长在进入诊室后，希望能尽快开始治疗，所以会选择将孩子直接抱上诊疗椅。但这时孩子往往还没有完全做好看牙的心理准备，后续对治疗的配合程度也会差强人意。这种情况下，家长们不妨再多花一些时间，让孩子自己走进诊室，自己坐上治疗椅并躺下。这个过程能帮助孩子适应周围的诊疗环境，提高配合诊疗的积极性。

家长自身保持情绪稳定

医生在为孩子治疗时，家长也要注意调节自己的心态，避免将自己过于紧张、焦虑的情绪传递给孩子。有些孩子在医生刚开始治疗时心情挺放松的，但家长还在反复告诉孩子"不要害怕！不要紧张！"这可能会起到反作用，让孩子觉得看牙是一件危险的事，进而产生抗拒的心理。家长们可以试试在医生操作时轻轻握住孩子的手，并用轻松的语气与孩子适当说笑，从行动上让他们意识到看牙不可怕。

适时鼓励、正确引导

绝大部分孩子在上幼儿园以后，都有很强的完成指令的能力。因此，家长们在孩子检查、治疗时可以充当一个"旁观者"，不要向孩子重复医生的问题，也不要替孩子回答问题，要鼓励孩子与医生进行"一对一"的交流。治疗操作时，医生的注意力高度集中在治疗上。家长如果有疑问，可以在治疗前后或治疗间隙向医生咨询。

营造舒适的看牙环境

如果条件允许，可以选择一些孩子喜欢的儿歌、轻音乐、动画片等，用小一点的音量循环播放，让孩子在自己熟悉、放松的环境下看牙。此外，还可以准备一些孩子平时喜欢的玩具放在手边，帮助他们缓和情绪。

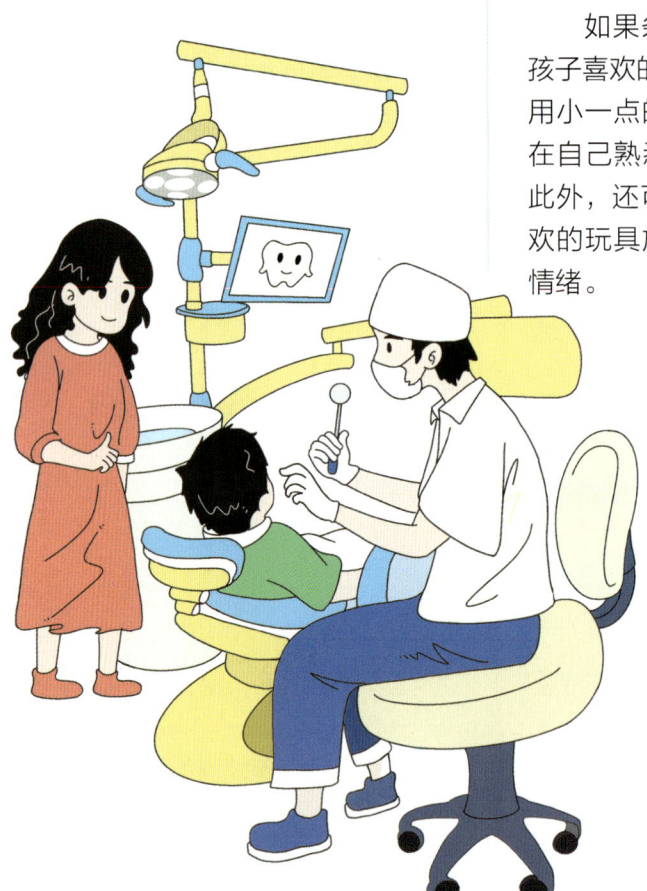

20. 医生有哪些帮助孩子配合看牙的方法

孩子在接受牙科治疗时，往往因为经历过吃药、打针的不良感受，容易泛化到牙科治疗。同时，陌生的诊疗器械、诊室的噪声都可能强化患儿的恐惧心理。如何让孩子安静地躺在治疗椅上，乖乖配合医生操作，可是一门大学问。除了家长在旁对孩子积极安抚、鼓励外，医生也会有一些小妙招，帮助孩子克服恐惧，配合治疗。

治疗前的体验

当孩子非常抗拒进入诊室时，医生可能会告知孩子此次不做治疗，只是熟悉环境。如果孩子能配合躺在治疗椅上，医生也可进行一些简单的治疗，如口腔检查、学习正确的刷牙方法和涂氟等。有些家长可能会觉得，什么治疗都没做，今天不是白来了吗？其实治疗前的体验是非常重要的，好的体验能够让孩子放松心情，慢慢接受牙科环境，最终能顺利接受治疗。

告知-演示-操作

这是一个非常简单有效的方法，也是临床医生常用的行为管理方法。医生在操作之前会用孩子能理解的话告知孩子接下来将做什么，怎么做，并在保证孩子安全的前提下让孩子体验将会用到的器械。比如告知孩子涡轮机是给牙齿洗澡的淋浴喷头，并让孩子体验涡轮机工作时的水雾和声音。这是医生和孩子建立亲切、信赖关系的重要一步。

正强化

当孩子在治疗过程中出现配合的行为，医生及时给予肯定和鼓励，进而不断强化孩子的这种行为。比如赞许的眼神、鼓励的话、完成治疗后一张奖励贴纸都能成为强化物。

示范作用

当孩子配合度不佳时，医生可能会让孩子观看其他孩子的治疗过程，条件允许时还会让同龄孩子就治疗体会进行交流，这也可以帮助孩子消除畏惧心理。

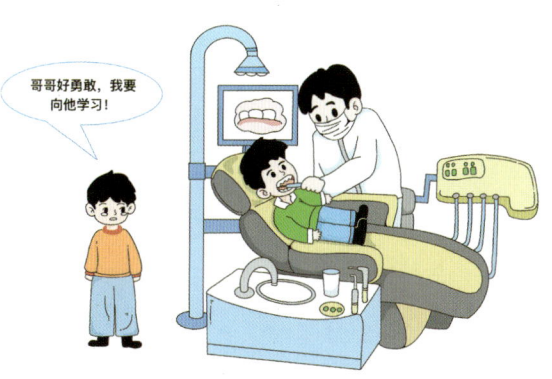

分散注意力

在条件允许的情况下，有些诊室会使用电子设备播放动画片，还会提供孩子喜欢的小玩具等。

这些能帮助转移孩子对治疗本身的注意力，从而提高孩子的耐受力。

语音语调控制

当孩子一进诊室就大哭大闹并安抚无效时，医生可能会利用语音、语调的变化来吸引孩子注意力，使其安静下来，再进行沟通。待孩子情绪稳定后，医生会再用安慰性话语去抚慰孩子的情绪。

保护性固定

如果安抚后孩子仍然难以配合，但治疗需求又非常迫切，那么医生可借助一些工具，如束缚板、开口器帮助固定孩子，避免治疗过程中因孩子突然身体或头部扭动，或突然闭口而发生意外。但此方法可能会伤害孩子的身体和心理，因此医生会与家长充分沟通后再决定是否采用。

21. 看牙时，可以给儿童打麻醉药吗

在看牙的过程中，当医生需要给孩子用麻醉药时，很多家长都会如临大敌："打麻醉药会不会很痛呀？会不会对智力有影响？"其实，在看牙的过程中适量地使用麻醉药是非常安全的，并不会对身体造成损害。更重要的是，麻醉药能够减轻牙科治疗中可能会出现的疼痛或不适，消除孩子对看牙的焦虑、紧张、恐惧情绪，使他们能在较舒适的状态下接受治疗，从而保证治疗的顺利进行。

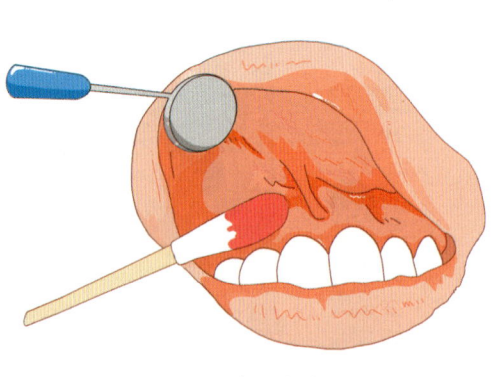

表面麻醉

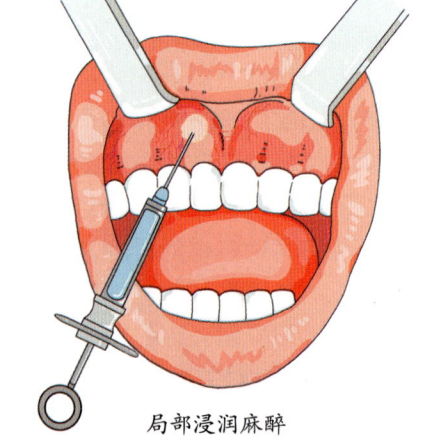

局部浸润麻醉

Q 麻醉药有哪几类?

根据麻醉药的作用部位不同,我们可以将麻醉分为局部麻醉和全身麻醉。局部麻醉即麻醉药仅作用在接受治疗的牙齿周围,在整个治疗过程中,孩子都是清醒的。儿童治疗中最常用的局部麻醉有表面麻醉和浸润麻醉。

- **表面麻醉**:常用在拔除极为松动的乳牙前,医生会用小棉签蘸取表面麻醉药,在需要治疗的牙齿周围轻轻擦拭即可起效。
- **浸润麻醉**:若需要进行"牙神经"治疗或复杂牙拔除等较复杂的操作,就需要用到局部浸润麻醉了,通俗来说就是在牙齿周围打麻醉针。为减轻进针时的疼痛,有时医生会在进针前先进行表面麻醉。

Q 麻醉药安全吗?

现在常使用的局部麻醉药一般毒性小、作用时间短、安全性高,且使用麻醉药之前医生一般会先询问家长,了解孩子的体重、过敏史等基本信息,控制麻醉药用量,必要时做皮肤过敏试验,因此是非常安全的。

但是,在使用麻醉药以后,仍然有一些需要孩子和家长注意的地方,例如打完局部麻醉针后,孩子需要等2个小时左右,麻木感退去后才可进食。

同时,家长还应提醒孩子麻醉过后不能吸吮、舔咬嘴唇及颊舌侧黏膜,避免在麻醉药退去前意外咬伤自己,形成创伤性溃疡。

牙医小贴士

对于一些有特殊情况的患儿,例如对牙科有重度恐惧、不能配合治疗、有智力障碍或全身疾病不能正常交流的儿童;3岁以下需要立即治疗的低龄儿童;对局部麻醉药物过敏的儿童等,医生可以采取进一步措施来完成牙科治疗,即全身麻醉。医生会严格把握全身麻醉适应证,术前也会由专业的麻醉医生进行充分评估及完善相关全身检查,全身麻醉下牙科治疗是安全可控的。

扫一扫二维码,观看科普视频《看牙时儿童可以打麻药吗》。

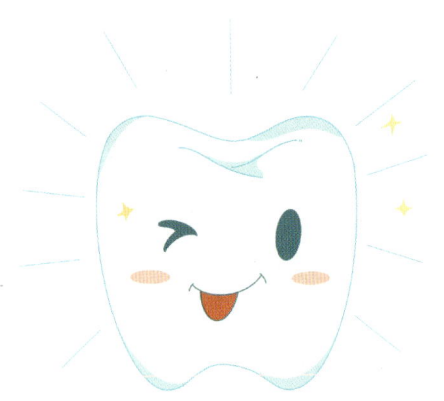

生活篇

成长中的烦恼

帮孩子养出一口好牙：打好牙齿的健康持久战

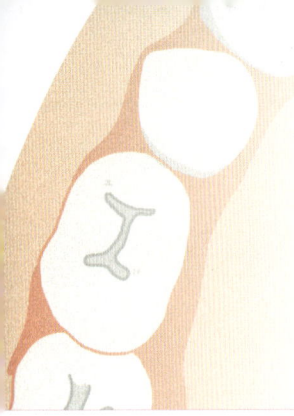

第四章
哪些牙齿要早拔

22. 乳牙脱落,牙根"断了"怎么办

在临床工作中,经常会碰到家长带着孩子脱落的乳牙,紧张地询问:"医生,孩子自己掉了一颗牙齿,可是牙根断在里面,怎么办?"其实只要了解了以下几个知识点,这个问题就会迎刃而解。

Q 乳牙脱落的过程是什么样的?

乳牙与恒牙的组成相似,均由牙冠与牙根构成。乳牙的脱落是由于牙根被吸收,牙冠失去支撑所导致的。恒牙胚位于乳牙的根方,随着恒牙胚的发育和萌出,恒牙胚对乳牙会产生一定的压力。这个压力作用在乳牙根的表面,会引起乳牙牙根和周围牙槽骨的吸收。待乳牙根被吸收后,牙齿逐渐松动。当乳牙完全失去与牙龈组织的附着,牙齿就会自然脱落。

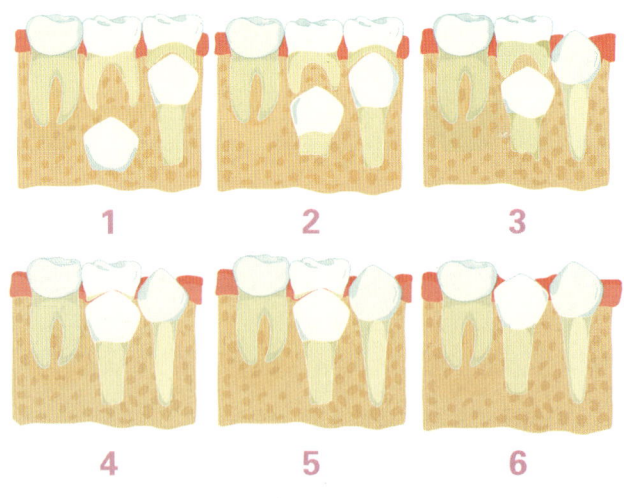

牙齿萌出的示意图

Q 如何判断乳牙的牙根吸收还是折断？

乳牙牙根是被吸收了还是折断了，其实很容易区分。牙根被吸收后断面一般不规则，呈蚕食状，而折断的牙根表面则较整齐。此外，乳牙自行松动脱落后的创面较小，牙龈能很快愈合而变平整；而残冠断裂遗留牙根时，通常可见黄褐色牙根断面，牙龈凹凸不平。残留牙根易导致反复发炎，常伴有牙龈红肿或牙龈瘘管。

乳牙牙根吸收不全易导致"双排牙"

近年来，孩子们的饮食越来越精细化，乳牙缺乏咀嚼锻炼。由于缺少刺激，恒牙胚的移动不够充分，乳牙根就不能被完全吸收，恒牙从乳牙的内侧或外侧长出，就出现了"双排牙"的现象，此时应尽早拔除乳牙，有助于恒牙调整到正确的位置上。

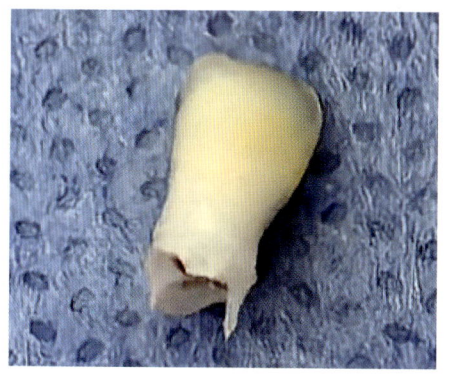

乳牙牙根吸收呈蚕食状

23. 孩子长了"双排牙"怎么办

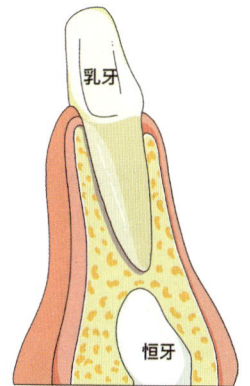 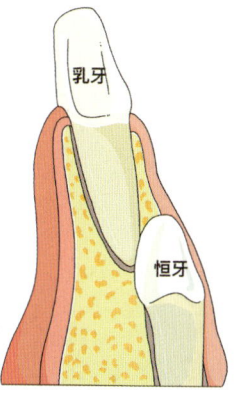 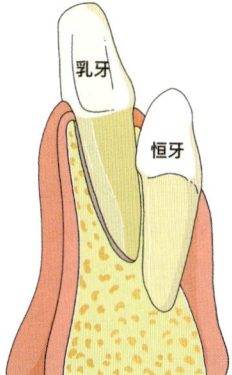

"双排牙"

Q "双排牙"长什么样？

当孩子到了六岁左右的年龄，有些家长会发现孩子的下前牙内侧长出了一颗甚至是多颗牙齿，或者是后牙的新牙萌出但乳牙未脱落，前后看上去好像有两排牙齿。为什么新的牙齿会长错位呢？需要拔除没有掉的乳牙吗？其实这错位生长的牙齿是新长出来的恒牙，而原本应该被替换掉的乳牙却没有脱落，这就出现了上面所说的"双排牙"的情况。

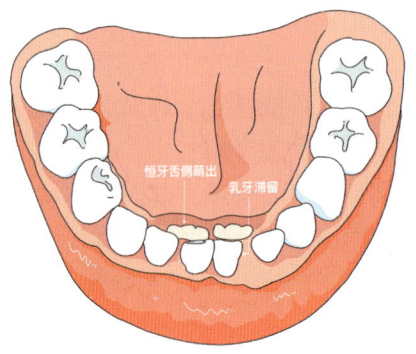

"双排牙"

Q 孩子为什么会长"双排牙"？

出现"双排牙"的原因有很多，首先是孩子营养过剩，当家长给予孩子充分的营养供给，他们的恒牙胚就会提前发育并长出；其次是孩子们吃的食物过于精细，使得乳牙牙根未得到充分的刺激，吸收速度变慢，难以脱落；然后便是牙弓在长度上的发育不足，没有了恒牙的生长位置，也会导致恒牙的错位及萌出方向上的异常。

另外，还有一些孩子存在不良生活习惯，比如喜欢咬嘴唇、咬铅笔、咬手指等，都是会导致新长出来的恒牙错位排列的，所以家长们一定要及时纠正他们。有时，乳牙的病变也是主要的因素，病变会造成乳牙牙根吸收不完全，难以脱落。

Q 遇到"双排牙"该怎么办？

出现"双排牙"的解决方法就是拔除本应该被恒牙替换掉的外侧乳牙。当滞留的乳牙被拔除以后，新长出来的恒牙便可能会慢慢地回到正常的位置。当然，也存在恒牙已经长歪，不能够回到正常位置的可能性，这时候就应该及时去找专业的正畸医生，判断是否需要干预。

Q 如何预防"双排牙"？

可以给孩子多吃一些能够锻炼咀嚼能力的食物，比如豆类、坚果类、苹果和粗粮。适当的咀嚼可以牵动咀嚼肌群的运动，促进孩子牙床、颌骨和面部的发育，从而促使乳牙按时脱落，恒牙在正常位置萌出。

扫一扫二维码，观看科普视频
《儿童长了"双排牙"怎么办》。

24. 乳牙蛀了就要拔掉吗

家长发现孩子蛀牙了,但医生却说牙齿不能治疗,需要拔除。那么蛀牙在哪些情况下可以治疗?哪些情况下又必须拔除?

乳牙的治疗效果

治疗效果不佳的乳牙一般建议拔除。乳牙的治疗效果很大程度上取决于乳牙牙冠和牙根的状态。如果乳牙牙冠发生了大面积缺损,已无法恢复其原来的外形,那么治疗的效果就会大打折扣,建议拔除。

此外,如果乳牙的牙根已经发生了病理性或生理性吸收,其治疗效果也不佳。还有一种情况是乳牙牙根发炎严重,导致牙槽骨被大面积破坏,牙根暴露于牙龈之外,长期摩擦黏膜产生了创伤性溃疡,这类乳牙也建议拔除。

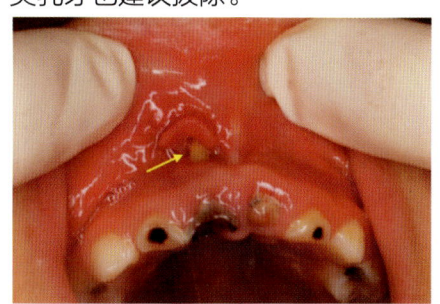

乳牙牙根外露

乳牙蛀牙对恒牙胚的影响

恒牙胚位于乳牙牙根的下方,周围有一圈骨质保护,称为牙囊。当乳牙完全萌出后,其下方的恒牙胚仍在发育中,牙囊的存在能够保护恒牙胚免受侵扰,正常发育。

当乳牙被严重蛀坏时,牙根周围的持续性炎症会造成牙槽骨被大面积破坏。当炎症范围波及牙囊时,就可能损伤还在发育中的继承恒牙胚,造成牙齿变色和釉质缺损,即"特纳牙",甚至可能引起恒牙胚移位。

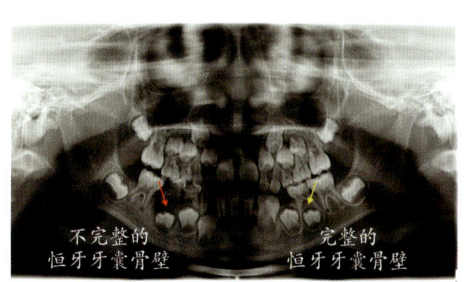

乳牙根尖周炎引起恒牙牙囊骨壁不完整的X线片

牙医小贴士

乳牙蛀牙是否需要拔牙,常常需要借助X线辅助检查后,由专业的医生来判断。对于严重蛀坏无法修复、可能影响恒牙发育、萌出的乳牙,还是建议尽早拔除,切莫因小失大。

扫一扫二维码,观看科普视频《乳牙蛀牙什么情况下需要拔牙》。

25. 什么是多生牙

Q 孩子的多生牙长什么样?

多生牙又叫"额外牙",是指正常牙列以外的多余牙齿,大多长在上颌前牙区,男孩多于女孩。当家长发现孩子的乳牙正常脱落后,恒牙迟迟未长出,或者新换的大门牙形态异常,呈锥形时,就需要及时带孩子来医院检查,因为孩子有可能长了多生牙。家长也不需过分担心,临床上有多生牙的孩子还是比较常见的。

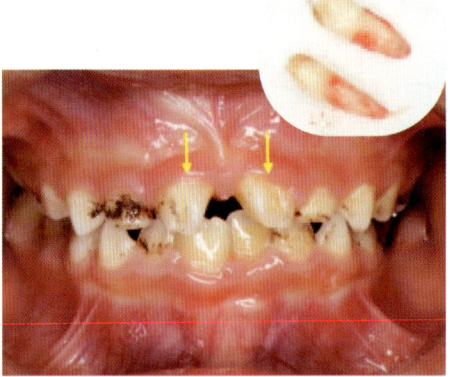

多生牙

Q 多生牙可能有哪些影响?

- 多生牙占据正常牙齿位置,导致正常牙齿异位萌出,甚至无法萌出,从而引起牙齿排列紊乱。
- 多生牙长期埋伏在颌骨内,可能会发生颌骨囊肿,引起肿胀疼痛甚至引发全身疾病。
- 多生牙形态异常,即使正常萌出也可能会导致颜面部不美观,邻牙食物嵌塞等。

- 多生牙萌出于鼻腔、上颌窦时,有炎症可出现鼻塞、流涕等症状。

Q 多生牙该怎么处理?

对于已经长出来的多生牙,如果拍片确认恒牙没有缺失,则只需拔除多生牙,等待恒牙自行萌出就可以了。而长在颌骨里的多生牙又称为"埋伏"多生牙。这类多生牙有时是倒置生长的,无法自行萌出。如果医生判断它影响了颌骨的发育和正常牙齿的排列、生长,那么需要通过门诊开窗手术来拔除。如果多生牙埋伏的位置较深,且不影响孩子的颌骨和牙齿的发育,那么可以定期拍片复查。如果没有发生囊性病变,可以不作处理。

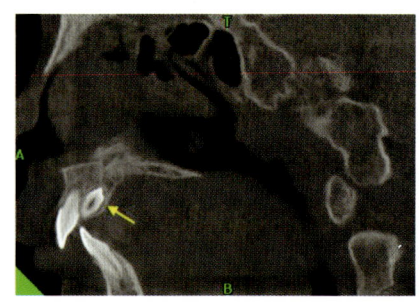

埋伏多生牙的 CT

扫一扫二维码,观看科普视频
《什么是多生牙》。

牙医小贴士

如果家长们发现或怀疑孩子有多生牙，不管它是埋伏还是不埋伏，都应该首先去找专业的儿童牙科医生做一次全面的检查，看一下这颗多生牙有没有必要拔除。如果有的话，那请尽快拔除它；如果没有的话，定期观察就足够了。

26. 矫正牙齿一定要拔牙吗

拔牙是解决牙齿排列不齐的一个好方法，但不是每一位孩子矫正牙齿前都需要拔牙。医生会综合考虑牙齿拥挤的程度、面型等多方面因素，决定孩子的治疗方案中是否需要包括拔牙。

Q 为什么矫正牙齿可能需要拔牙？

一口整齐漂亮的牙齿的基础是牙齿与牙床的大小相匹配。用车辆和停车位来打比方，车辆好比牙齿，停车位好比牙床。如果停车位太少，或是车辆太多，就会停得七歪八扭，只有数目匹配，才能停得整齐。牙齿也是一样，当发生牙床过小，或者牙齿过大的情况时，就容易形成牙齿前后交错排列，参差不齐的情况。针对这种情况可以对牙齿或牙床进行调整，使其大小匹配从而变得整齐、美观。对于牙床的调整可以采用扩弓的方式，即扩大牙弓的长度。牙齿的少量调整可以通过片切牙齿的方式来实现，而大量调整就需要通过拔牙来缩短牙齿的总长度，使其与牙床相匹配。

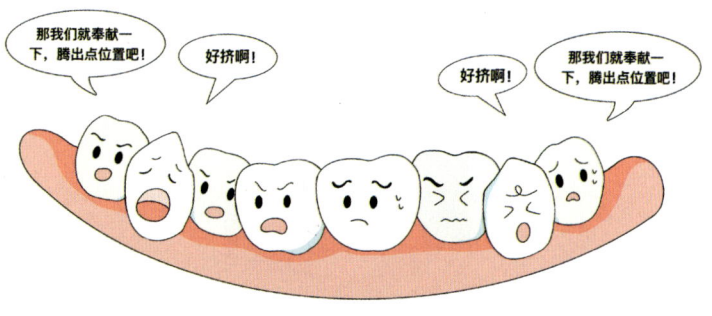

拔牙矫治

Q 决定拔牙的依据是什么？

决定是否拔牙的重要依据是牙列的拥挤程度，这是可以被准确测量的。根据拥挤度分为轻度拥挤（≤4毫米）、中度拥挤（4~8毫米）、重度拥挤（＞8毫米）。一般情况下，重度拥挤就需要采用拔牙矫治，轻度拥挤和中度拥挤则尽量不拔牙。

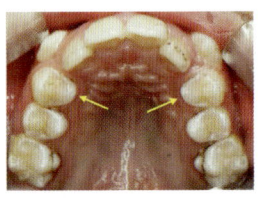

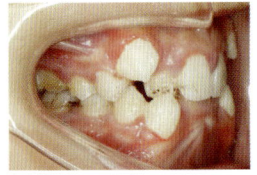 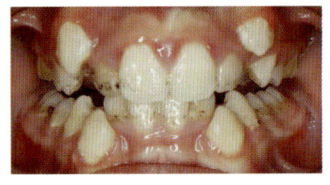 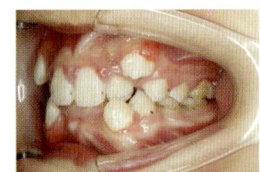

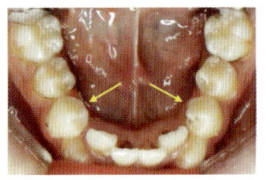

矫正前

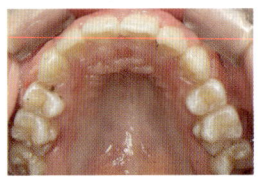

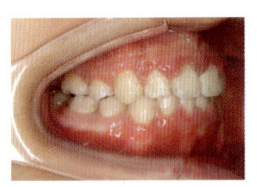 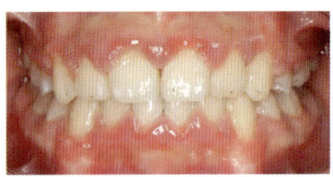 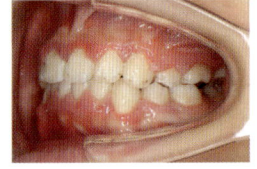

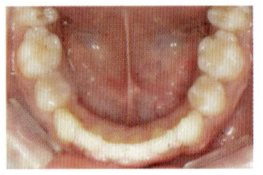

矫正后

拔牙矫治前后对比

Q 一般拔哪颗牙齿？

临床上经常会遇到家长问：能不能把最突出的那颗牙齿拔掉？其实，拔哪颗牙是大有讲究的，选择时需要兼顾美观和功能。通常在牙齿都健康的情况下优先考虑拔除前磨牙，因为前磨牙承担的咬合力较小，对美观的影响也较小。但如果口腔内有龋坏比较严重、难以修复的牙齿，或者位置偏移太多的牙齿，则优先考虑拔除这类无法保存的牙齿。

在原先牙弓基本对称的情况下，拔牙矫治往往需要上、下、左、右对称拔牙。如果只拔单侧的牙齿，会使中线偏向一侧，影响面部对称性。而为了使上下牙保持协调，尽可能得到良好的咬合关系，通常上下颌也需要对称拔牙。

27. 拔牙前后有哪些注意事项

拔牙前的注意事项

在拔牙前，家长可以让孩子适当进食，避免空腹。空腹时体内的血糖水平较低，而拔牙时孩子会有些紧张情绪，容易引发晕厥。此外，拔牙时一般需要避免一些特殊时期，比如有明显肿痛的急性炎症期及月经期等。在治疗开始前，家长需要向医生如实告知孩子是否有其他疾病、药物使用情况及过敏史等，帮助医生更好地制订治疗方案，选择麻醉药物。

拔牙后的注意事项

拔牙后需要记住三个重要的时间点：15分钟、2小时和24小时。

拔牙后，医生一般会让孩子咬住纱布15分钟压迫止血。这里要注意，纱布的作用并不是把血"吸干"，而是通过压迫作用促进"血凝块"的形成。由此可见，"血凝块"才是止血的关键！为了顺利形成"血凝块"，我们需要记住3个要领：咬紧纱布，抵住嘴唇，咽下口水。如果有一些"血"从孩子的口角流出，家长们也别担心，这大部分是口水，只是混合了少量血丝，不需要更换纱布，只要让孩子闭紧嘴巴，咽下口水即可。等15分钟到了，可以轻轻吐去纱布。这时的血凝块虽已形成，但还很脆弱。注意不能漱口，或者吐口水，避免血凝块脱落。

拔牙后2个小时左右，等麻醉药效果完全退去才能吃东西或喝水，否则血凝块还没完全形成，容易造成新的出血。此外，麻醉药的药效退去之前嘴唇、舌头还会有些许麻木感,家长需要提醒孩子勿咬唇舌黏膜,否则容易形成创伤性溃疡。

拔牙以后不宜吃过热、过硬及刺激性的食物,这是由于过热的食物容易扩张血管引起出血,过硬的食物容易刺激拔牙创口引起疼痛、出血。可以适当给孩子吃一些冷饮及软食,拔牙的创口一般一周左右就能初步愈合。

拔牙后24小时内唾液有少量血丝是正常的,咽下即可,如果出血较多,有大量鲜红色的血液涌出,应及时就诊。此外,拔牙后24小时内不要刷牙和漱口,也不能反复吮吸伤口,以免破坏血凝块,增加出血的可能。

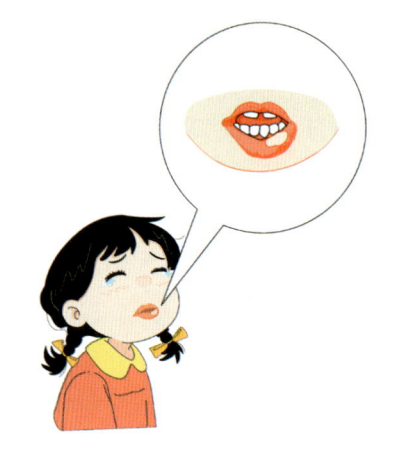

创伤性溃疡

28. 乳牙过早缺失需要做间隙保持吗

乳牙还没有到正常的替换时间就缺失了,医生说需要做一个"间隙保持器"维持间隙。很多家长会有疑问:反正恒牙早晚要长,为何还要做一个"保持器"呢?

Q 为什么要做间隙保持?

想象一下,书架上有一排整齐的书,当抽出其中一本时,剩下的书是不是很快就会变得东倒西歪?如果在抽出后立马插入一个书立架,其他书本的位置是不是就不会发生变化?牙齿也是一样的。

在牙齿正常替换时,乳牙脱落后产生的空隙不久就会被新长出的恒牙占据,所以相邻牙齿的位置就不会发生很大变化。但是,如果有一颗乳牙过早缺失,那么这个空隙就会长期存在于牙列中。久而久之,

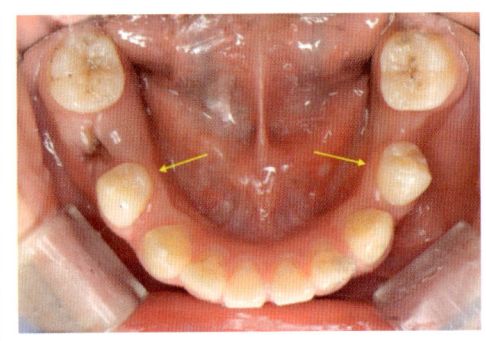

乳牙早失造成邻牙移位

相邻的牙齿失去支撑,就会向空隙处倾斜,对颌的牙齿也会伸长,占据了恒牙的萌出通道,从而会影响恒牙的正常萌出。

因此，当乳牙过早缺失时，我们需要用间隙保持器来支撑住缺隙两侧相邻的牙齿，保证将来继承恒牙有足够的间隙正常萌出。

Q 是不是所有乳牙过早缺失都需要间隙保持？

乳牙过早缺失的原因主要有以下 4 点。
- 严重的蛀牙影响"牙神经"及牙根，导致牙齿过早脱落或被拔除。
- 牙齿受到外力撞击。
- 恒牙萌出位置异常，过早地引起乳牙牙根吸收。
- 先天性牙齿缺失。

这 4 种情况下的乳牙过早缺失，对恒牙列的影响程度都与患儿的年龄、所处的牙列阶段、缺失牙的位置和数量相关。通常来说，切牙过早缺失对间隙的影响通常较小。而尖牙和磨牙过早缺失对间隙的影响较大。此外，牙齿过早缺失时孩子的年龄越小，对间隙的影响越大；越接近换牙期，对间隙的影响越小。因此，是否需要做间隙保持，需要在医生全面评估后再做决定。

29. 常用的间隙保持器什么样

间隙保持器的种类大致可以分为固定式和活动式两大类。固定式间隙保持器包括带环丝圈式、全冠丝圈式、舌弓、Nance 弓、远中导板式等。而活动式间隙保持器又称为可摘式间隙保持器。这些间隙保持器的形态各有不同，使用的条件也各异。

带环丝圈式间隙保持器

当只有单颗乳磨牙早失时，可以采用带环丝圈式间隙保持器，这也是临床上最常用到的一类间隙保持器。这类保持器由带环和丝圈两部分组成，带环就像一枚小戒指，套在缺牙一侧的基牙上，当基牙大面积龋坏时，也可以用金属冠来代替带环。在带环上还会伸出一段小钢丝，抵住缺隙另一侧牙齿，这段钢丝就是丝圈。这类间隙保持器造

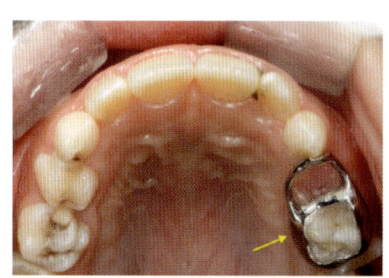

带环丝圈式间隙保持器

型简单，佩戴较舒适，且不需要每天摘戴，能较好地起到维持水平向间隙的作用，但它对于垂直向间隙的维持作用较弱。

舌弓或 Nance 弓间隙保持器

当上颌或下颌的左右两侧都有乳牙早失时，可以采用舌弓或 Nance 弓间隙保持器。舌弓用于下颌，Nance 弓用于上颌。舌弓和 Nance 弓都是利用了钢丝和塑料托板连接左右两侧的牙齿，使间隙保持的效果更为稳定。

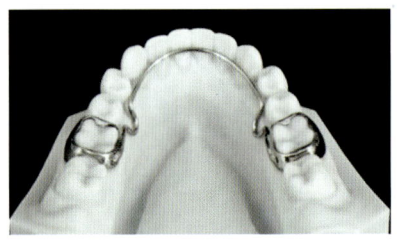
下颌舌弓式间隙保持器

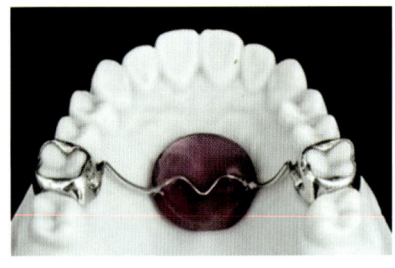
上颌 Nance 弓式间隙保持器

可摘式间隙保持器

当口内有多颗乳牙早失时，可以采用可摘式间隙保持器。它类似于活动假牙，不仅能维持间隙，还可以改善孩子的咀嚼能力，并改变孩子的颜面外形。但是，这类保持器需要孩子自行摘戴，因此需要孩子密切配合，否则间隙保持的效果会大打折扣。

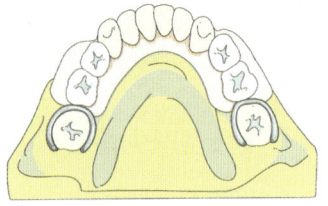
可摘式间隙保持器

扫一扫二维码，观看科普视频《乳牙过早脱落怎么办》。

30. 孩子佩戴间隙保持器后需要注意什么

很多孩子的乳牙因为各种原因而不得已被提前拔除，为了以后新牙的正常萌出，医生有时候会建议做一个间隙保持器，那么佩戴间隙保持器有哪些注意事项呢？

Q 粘结固定式保持器要注意什么？

固定式间隙保持器需要粘结在牙齿上，孩子无法自行取下。在粘结保持器前，应将孩子的牙齿彻底刷干净，否则易导致间隙保持器粘接不牢固而脱落。随后，医生会用牙科粘结材料将间隙保持器粘结在牙齿上。

当孩子戴上间隙保持器后2个小时内不可进食，因为此时粘结剂还不够牢固，之后应注意对间隙保持器的保护，避免进食过粘、过硬的食物。在刚开始佩戴的1~2天，可能口腔内会有轻微的异物感，黏膜局部可能产生溃疡等。这些都属于正常情况，一周后可逐渐适应。

Q 在间隙保持期间，家长可以做些什么？

为了能够取得较好的治疗效果，家长应对孩子进行教育，让孩子明白戴间隙保持器是为了健康，让孩子能够从内心接受嘴里多出来的间隙保持器。家长也可随时观察孩子嘴里的保持器与牙齿之间有没有间隙，是否达到保持间隙的目的。家长还应观察保持器有没有引起牙龈、黏膜、邻牙的异常改变和损伤；是否阻碍继承恒牙的萌出；保持器自身有没有任何变形或者破损；孩子是否习惯了保持器，吃东西时有没有咬合异常等。平时需要提醒孩子注意口腔卫生，避免邻近的牙齿发生蛀牙。

Q 佩戴间隙保持器后多久复查？

孩子不同于成人，正处于生长发育期，口颌系统处于不停的变化之中，间隙保持器在嘴里的位置也可能随时改变。此外，固定式间隙保持器的粘接剂可能会因唾液长期浸泡而松解，导致间隙保持器松动或脱落。因此，孩子佩戴了间隙保持器以后需要定期检查，原则上3~4个月复查一次。此外，如果发生了特殊情况，例如间隙保持器邻近的牙齿发生了乳恒牙替换、间隙保持器发生了脱落断裂，或是继承恒牙已经萌出，须及时就诊，对间隙保持器进行调整。

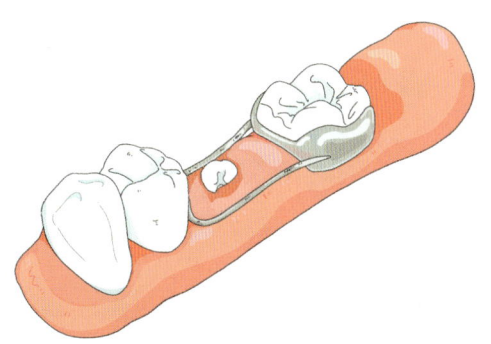

继承恒牙萌出后须拆除间隙保持器

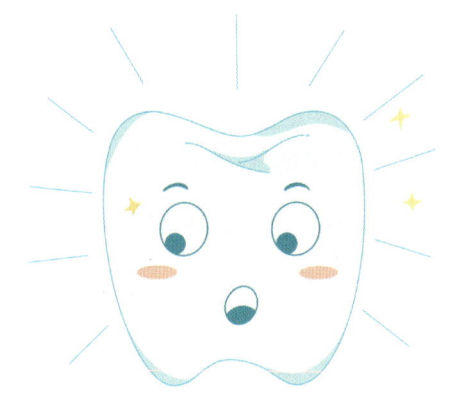

第五章
那些反常的牙齿

31. 什么是牙齿发育异常

牙齿发育异常即为牙齿在生长过程中出现了问题，其中包括牙齿数目异常、牙齿形态异常、牙齿结构异常和牙齿替换异常。原因包括一些家族遗传因素、病菌感染或者营养不良等。

牙齿数目异常

牙齿数目异常包括牙齿数目过多或者过少。牙齿数目过多最常见的就是发生了多生牙，多生牙是正常牙列以外的牙齿，即为不正常的、额外的、多余的牙齿。需要注意的是，智齿不是多生牙，而是正常的牙齿。多生牙大多是需要拔掉的，因为可能影响其他正常牙齿的发育和生长。牙齿数目不足即为先天缺牙，它会影响面部外观和牙齿的咀嚼功能，往往需要干预来恢复外观和功能。

牙齿形态异常

牙齿不能形成正常的外形即为牙齿形态异常，可能是牙齿在正常的形态基础上变异了，多出来一个小尖尖、小窝窝，或者牙齿长得太大、太小，也可能是两个牙齿贴在一起变成了"连体婴儿"。

牙齿结构异常

牙齿不能形成正常的内部结构叫做牙齿结构异常。牙齿结构异常是指牙齿的组成部分有问题，牙齿会形成不正常的色泽、质地、斑纹等。比如牙齿上出现了白色的斑块、棕褐色条带，或者牙齿变得半透明等，这些都是牙齿结构发育异常。

牙齿替换异常

牙齿的替换包括萌出和脱落两个环节。任何一个环节出现问题都会导致牙齿异常。牙齿萌出和脱落太早或太晚，或者没有在正常位置萌出，都可能出现问题。

为了避免牙齿发育异常造成不可挽回的后果，影响生长发育，建议家长在孩子乳牙长好之后带孩子到医院定期检查牙齿，做到早发现问题，及早干预处理。

32. 出生就有的牙齿——诞生牙

正常情况下，孩子6个月左右开始萌出第一颗乳牙，但有些孩子刚出生时口腔内就有牙齿，这种牙齿就是"诞生牙"。

Q 为什么会长诞生牙？

诞生牙大多数是过早萌出的正常乳牙，少数是多生牙，最常见的是下颌乳中切牙。由于萌出太早，牙齿硬组织菲薄并钙化不良，牙根也尚未发育完全，所以常常质软且松动。医学上对于乳牙过早萌出的原因尚不明确，现多认为与遗传、内分泌和环境因素有关，也与个别牙胚距口腔黏膜较近相关。

Q 发现诞生牙，该如何处理呢？

根据诞生牙是否松动，分情况处理。

如果诞生牙非常松动，仅靠牙龈连接，没有牙根与骨性结构支撑，一旦脱落，新生儿吸入呼吸道会有窒息的危险。因此，在排除拔牙禁忌证后，松动的诞生牙建议尽早拔除。

如果诞生牙不松动，则应该尽量保留。大多数诞生牙都是正常乳牙，只有少数是多生牙，而乳牙过早拔除可能会导致牙齿排列不齐，保留下来的诞生牙需要家长注意观察。如果孩子吸吮时，诞生牙反复摩擦舌系带，易导致溃疡，甚至造成感染。这种情况下可以改用汤匙喂养，减少吸吮时诞生牙对孩子舌系带和母亲乳头的摩擦。若形成溃疡，应及时处理诞生牙，并遵医嘱涂用药物治疗。

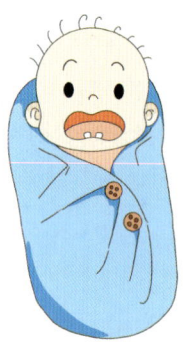

诞生牙

牙医小贴士

如果孩子一出生就有牙齿，家长们应有所警惕，细心护理，由专业的口腔医生评估是否需要拔除。保留下来的诞生牙要注意清洁，在孩子进食后，家长可以将干净的纱布包裹食指，温水沾湿后轻轻擦拭清洁孩子的牙齿和口腔黏膜。

33. 多长出的牙尖——什么是畸形中央尖

"医生,孩子新换好的后槽牙近期经常痛,牙龈上还会起小包,但是牙齿看起来好好的,并没有发黑或看到蛀洞,这是怎么回事呢?"在对孩子的牙齿进行一番检查后,我们往往会发现牙齿没有明显龋坏,而在牙齿的咬合面上有一个圆环形结构,中央可见一个小黑点。这些都提示孩子牙痛的原因是牙齿的一类发育畸形,称为畸形中央尖。

Q 畸形中央尖为何会引起牙痛?

畸形中央尖是长在前磨牙咬合面上的一个额外牙尖,呈圆锥形,牙尖内常有"牙神经"长入。畸形中央尖本身并不会引起牙齿疼痛。但这类牙尖形状细而高,在咀嚼过程中极易折断。折断后"牙神经"暴露,细菌侵入,"牙神经"及牙根发炎后就会引发疼痛了。

在炎症初期,孩子大多没有自觉症状。而随着炎症加重,孩子多

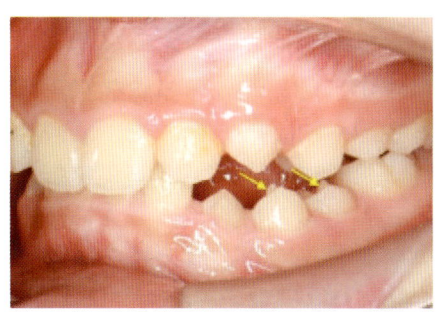

畸形中央尖

数会出现牙齿剧烈疼痛,有的会伴有周围牙龈甚至同侧面部肿胀、牙齿松动,更严重者还会出现发热。

Q 如何治疗牙痛?

对于畸形中央尖折断引起了牙痛,目前已有多种成熟的治疗方案。在治疗时,医生会根据牙根的发育程度和"牙神经"受感染的程度选择不同的治疗方案,例如活髓切断术、根尖诱导成形术、牙髓血运重建术、根管治疗术等。值得注意的是,由于很多畸形中央尖折断时,牙齿才刚萌出不久,牙根还没有发育完全,根基不稳。因此,在医生治疗后,家长需要提醒孩子慎咬硬物,以避免牙齿折断或松动加剧。

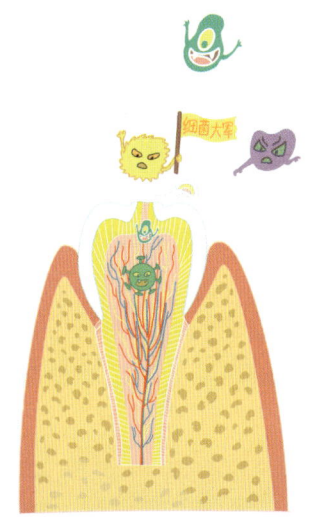

畸形中央尖折断引起牙髓感染

Q 畸形中央尖如何避免折断？

畸形中央尖如果没有折断，"牙神经"不暴露，一般是不会发炎的。因此，早期发现畸形中央尖并及时保护它，避免折断，是非常重要的。

畸形中央尖的早期发现有赖于定期的专业的口腔检查，包括拍摄X线片等辅助检查。对于尚未折断的畸形中央尖，若形状低而粗大，折断风险较低，可以不做处理。若中央尖高耸，可以用树脂在它周围做一圈"加固"，这样就可以避免折断，让其在咀嚼过程中自然磨耗。如果中央尖已折断，但"牙神经"尚未暴露，没有明显炎症，可以在局部麻醉下选择一次性磨除中央尖，进行妥善的"牙神经"保护后再做充填治疗。

> **牙医小贴士**
>
> 对于畸形中央尖来说，预防比治疗更重要。因此，建议家长定期带孩子检查牙齿，早发现早治疗。对于已经确诊畸形中央尖的牙齿，在平时日常生活中应多加保护，慎用患牙。

扫一扫二维码，观看科普视频《什么是畸形中央尖》。

34. 贴在一起长的牙齿——融合牙与双生牙

融合牙与双生牙都是牙齿在发育过程中外形出现异常，形成贴在一起长的状态，变成了"连体婴儿"。但融合牙和双生牙还是不一样的：融合牙是两个正常的牙胚融合变成了一颗牙齿，牙齿数目减少了；而双生牙是一个牙胚在发育过程中牙冠分开了，牙齿数目没有减少。

融合牙

融合牙的形成多是由于牙胚发育过程中受到外在的压力导致，也存在家族遗传倾向。在乳牙和恒牙中都可能出现，但在乳牙中出现融合牙的概率更高一些。其中，乳牙融合常发生在下颌侧切牙和邻牙的

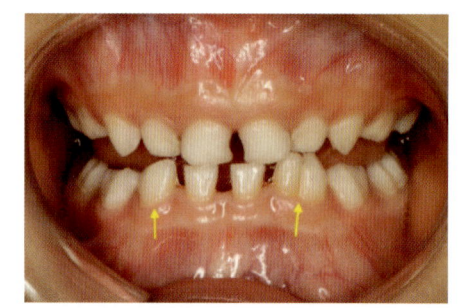

融合牙

融合，恒牙融合多发生在多生牙和正常牙的融合。乳牙的融合牙往往伴随着一枚继承恒牙的先天缺失，需要格外警惕注意。

融合牙的两颗牙齿之间会存在一条融合线，这里是蛀牙的易感部位，可以在临床上通过进行窝沟封闭来预防蛀牙的发生。

此外，由于融合牙是两个牙胚融合变成了一颗牙齿，牙齿缝隙缩小，可能会影响继承恒牙的排列。因此，可以在换牙期提早拍片检查，根据继承恒牙的发育情况来决定早期预防性矫治的干预时机和方式。

双生牙

双生牙与融合牙不同，其成因是牙胚发育期间组织内陷使得牙冠分开。同样均可发生于乳牙列和恒牙列，并且乳牙的双生牙往往也伴随着继承恒牙牙胚的先天缺失。由于双生牙是一个牙胚分开出现了两个牙冠，导致牙冠变得更大，会因为占据更大的位置影响其他牙齿的排列，有时需要修改牙齿外形，使得双生牙变窄来建立正常的牙齿排列及咬合关系。

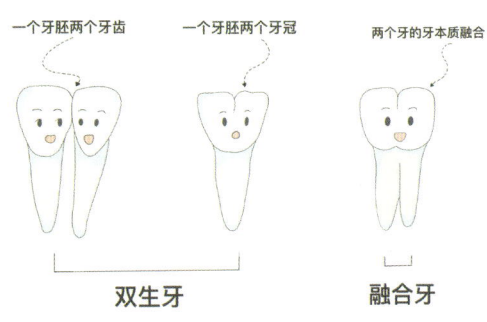

融合牙与双生牙

牙医小贴士

无论是融合牙还是双生牙，因为涉及牙齿大小的异常，所以都会伴随牙弓周长的变化，影响牙齿的排列。

家长需要密切关注并定期带孩子就医检查，可能需要早期预防性矫治。

35. 门牙背后有裂隙要紧吗

门牙内侧大部分是光滑的，有一个浅浅的窝。但是有一部分人的门牙内侧有天生的小裂缝，容易嵌塞食物、沉积色素，时间久了可能造成牙周问题，这就是上门牙的畸形舌侧沟。

Q 什么是畸形舌侧沟？

畸形舌侧沟是牙体形态发育畸形之一，一般表现为上前牙舌侧形成裂隙，裂隙可从牙齿上延续到牙龈下，甚至直到牙根。裂隙因食物嵌塞和菌斑堆积，看上去是一条从牙齿上延伸至牙龈下的黑线。黑线周边不仅容易发生龋齿，还容易产生牙周炎，导致牙齿松动。

Q 为什么会出现畸形舌侧沟？

畸形舌侧沟属于牙内陷的一种，主要是牙齿发育期间牙釉质内陷所致。根据釉质内陷的程度和形态变异，临床上可以分为畸形舌侧窝、畸形舌侧沟、畸形舌尖、牙中牙。畸形舌侧窝的釉质内陷较轻，通常形成深窝，容易滞留食物和堆积菌斑，从而好发龋病；畸形舌侧沟是牙釉质内陷形成裂沟，不仅好发龋病，而且容易发生牙周炎；畸形舌尖是牙齿舌侧形成类似牙尖的凸起，看上去门牙长了两个牙尖，有时是无害的，有时却容易妨碍咬合；牙中牙则是牙釉质严重内陷，空腔深入牙齿内部，好像包含在牙齿中的小牙，通常容易导致牙髓病变。

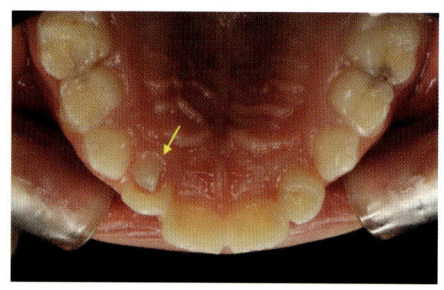

畸形舌尖

Q 如何治疗畸形舌侧沟？

畸形舌侧沟如果没有延伸至牙根，可以考虑去除部分牙龈组织，进行预防性充填，预防龋齿。如果畸形舌侧沟已经引起牙周炎和根尖周炎，可能需要进行牙周翻瓣手术和牙髓治疗。若最终牙周炎症无法控制，就需要拔除牙齿，修复缺牙。

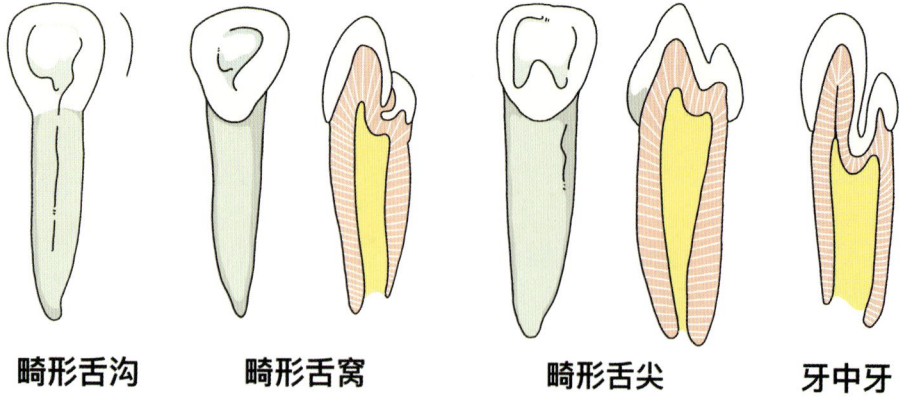

畸形舌沟　　畸形舌窝　　畸形舌尖　　牙中牙

牙内陷的几种形式

> **牙医小贴士**
>
> 如果在孩子的牙齿内侧发现类似的裂缝,建议到专业的口腔医疗机构进行检查,进行早期干预,避免牙齿发生龋坏及牙周问题。

36. 牙齿上有黄白色斑块是怎么回事

一口正常的牙齿颜色均匀,色泽明亮,看上去漂亮极了。但家长有时候会发现孩子某一颗或者某几颗牙齿上有黄色的斑块,和其他部分有明显的分界,甚至有的牙上面还缺了一块,这是怎么回事呢?其实这些斑块是由于在牙齿形成和矿化的过程中发生了牙釉质发育异常。

Q 为什么会牙釉质发育异常?

有一部分牙釉质发育异常是由基因决定的,即"先天的",目前还不能通过医学干预进行预防。另一部分牙釉质发育异常是由外源性因素导致的,即"后天的",这是可以提前预防的。

外源性因素包括全身因素和局部因素。全身因素包括在牙齿发育期间(胚胎期至7岁)发生的营养不良,特别是维生素和钙磷缺乏,脑损伤和神经系统缺陷、严重过敏、铅中毒、化疗、风疹等都会导致口腔内范围较大的牙变色或缺损。

局部因素主要是局部感染和创伤,主要涉及乳牙的根尖周炎和外伤对发育中的恒牙牙胚的影响,从而导致个别恒牙变色或缺损。临床上相当一部分牙釉质发育不全是因为局部因素造成的。

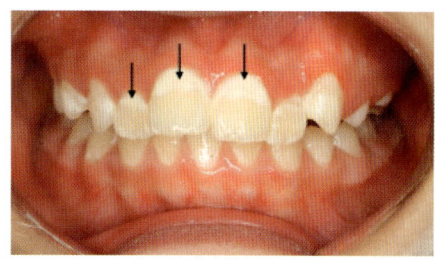

牙釉质发育异常

Q 如何预防牙釉质发育异常?

当发现孩子新长出的牙齿有釉质发育异常时,再给孩子进行钙磷及维生素的补充或致病因素控制为时已晚,因为牙冠发育在牙齿萌出之前几年就开始了,所以更要注重预防。

首先应加强母婴保健,从胚胎发育到孩子7岁,需要特别注意母亲和孩子的营养和健康,积极治疗可能导致牙齿发育异常的全身疾病;

孩子在婴幼儿期要定期口腔检查，若发现乳牙龋病应及时治疗。

Q 如何治疗牙釉质发育异常？

对于轻微釉质发育不全，如仅为个别牙变色或表浅的小陷窝，可以进行定期涂氟来预防龋病。

对于因釉质发育不全而引起大范围变色、缺损，影响美观的牙齿，要及时就诊，进行早期充填治疗或预成冠修复等。

为了恢复功能、改善美观、预防并发症，更需要定期就诊，检测口腔状况，延长牙齿的使用寿命。

37. 牙缝大、牙数少需警惕——先天缺牙

有人说：我有28颗牙，他怎么有32颗牙，我缺牙吗？其实，由于智齿的存在，只要恒牙数量在28～32颗之间都是正常的。

但是，如果恒牙牙齿或牙胚的数量少于28颗，乳牙少于20颗，那么就是发生先天缺牙了。当有多颗牙齿先天缺失时，牙齿的排列会变得稀疏，牙缝也会比较大。

先天缺牙的原因

先天缺牙的病因目前尚未明确，有学者认为遗传因素或胚胎早期受有害物质影响可能会导致牙胚发育异常，从而发生先天缺牙。另外，有的全身综合征也会引起先天缺牙。如果除了先天缺牙外，身体其他部分也有异常，那么就需要及早就医干预。

通常乳牙列缺牙的孩子，恒牙列出现缺牙的可能性较大，因此，当发现乳牙缺牙时，也需要警惕恒牙缺牙。

除了智齿外，恒牙列最常缺失的依次是下颌前磨牙、上颌侧门牙、上颌前磨牙和下颌门牙；乳牙列最常缺失的是上下颌门牙和尖牙。

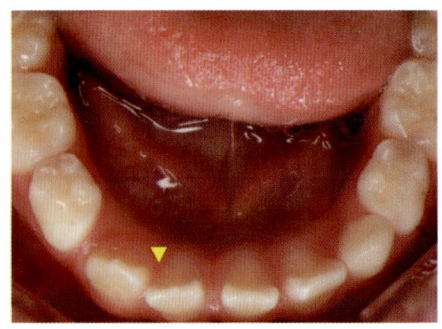

先天缺牙

先天缺牙的治疗

如果先天缺牙数目较少，对咀嚼功能、牙列形态和美观都没有显著影响，可以不作处理。若多颗牙先天缺失，不仅会影响咀嚼功能，还会影响容貌，造成生理和心理损害。这时候就需要早期进行干预和治疗。如果孩子多颗乳牙缺失，可以为他们制作假牙。佩戴假牙能改善咀嚼功能、还能促进颌面部骨骼和肌肉发育，同时也可以减少缺牙对孩子心理的影响。随着孩子年龄的增长，假牙也需要定期替换，以适应孩子颌骨的发育和恒牙的萌出。

当孩子乳牙未缺失，但恒牙有先天缺失时，与缺失恒牙对应的乳牙可能会晚于正常替换时间脱落。医生会根据具体情况对乳牙进行拔除或保留，对恒牙进行矫正或修复。

38. 牙齿着色为哪般

孩子的牙齿一长出来，颜色就不对劲，牙面上有一些白色的斑点，或是整体呈黄色、褐色、棕色，甚至黑色，这是怎么回事？这很有可能是发生了牙齿内源性着色。

牙齿着色可分为内源性和外源性。其中，外源性的着色常常与饮食和口腔清洁有关，可以通过牙面抛光来去除。而牙齿内源性着色是由于疾病或药物的影响，牙内部的结构发生了着色，常常还会伴随牙发育的异常。我们常见的着色牙包括氟斑牙和四环素牙。

氟斑牙和四环素牙形成的原因

氟斑牙和四环素牙都是在牙齿发育和矿化期间（一般在7周岁以前）受到影响而导致的。氟斑牙是由于孩子摄入了过量的氟，改变了牙釉质的结构，使其易于吸附外来色素而产生了色斑。而四环素牙是由于孩子服用的四环素族类药物结合到了牙组织内，从而引起了牙齿着色。值得注意的是，四环素还可在母体通过胎盘引起乳牙着色。

Q 氟斑牙与四环素牙长什么样？

氟斑牙一般表现为多数牙面上出现白垩色或褐色的对称性斑块，可伴有不同程度的牙齿缺损。四环素牙则主要表现为牙齿着色，牙齿缺损比较少见。四环素牙起初呈黄色，由于阳光能促进四环素着色，因此随着病程时间的延长，牙齿会逐渐转为棕褐色或深灰色，此种转变往往可持续数十年之久。

Q 如何预防与治疗氟斑牙和四环素牙?

氟斑牙和四环素牙的预防非常简单。预防氟斑牙的基本原则就是限制摄入过量的氟。值得注意的是,正确使用含氟牙膏和在专业医疗机构内涂氟,其用量都是安全的,家长们无需因噎废食。对于生活在高氟地区的儿童,可以适当补充维生素 A、维生素 D 和适量的钙、磷,以减轻氟对身体的损害。

预防四环素牙的原则是妊娠、哺乳的妇女和 8 岁以下的儿童避免使用四环素药物。如治疗疾病确需使用,可使用影响较小的四环素类药物,如多西环素和土霉素等。

对于已发生的氟斑牙或四环素牙,可以采用复合树脂修复、全冠修复、贴面或漂白等方法改善颜色。

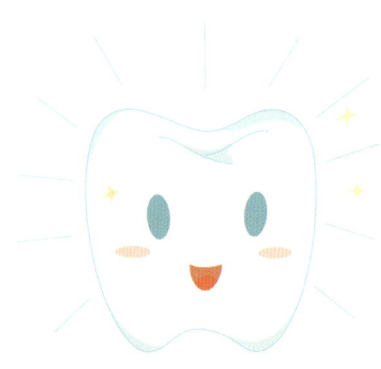

第六章
受伤了，别着急

39. 牙齿也会被撞"懵圈"

家长们一定知道脑震荡，但牙震荡是怎么一回事，你可能没有听说过。没错，牙齿作为人体最硬的组织，在外力撞击后，也会"懵圈"。

Q 什么是牙震荡？

牙震荡是牙齿外伤中最轻微的一种，即只有牙周膜发生轻度损伤，但牙齿没有异常移位、松动或缺损。受伤牙常常出现伸长不适感、咬物疼痛、敏感或龈缘少量出血等症状。日常生活中，常发生于突然咬到坚硬的食物后，或者运动中不慎被外物撞击后。一旦出现这些症状，一定要及时就医检查。

Q 发生牙震荡怎么处理？

在受到外力冲击后，咬合关系可能会发生轻微的改变，单颗牙的咬合力异常升高，形成"咬合创伤"。当发现存在明显"咬合创伤"时，医生会为孩子制作全牙列𬌗垫以减轻外伤牙的咬合负担，必要时还会少量调整咬合关系。牙震荡后2周内应避免使用其咬物，减少食用冷、热、酸、甜等刺激性食物，以使患牙充分休息。

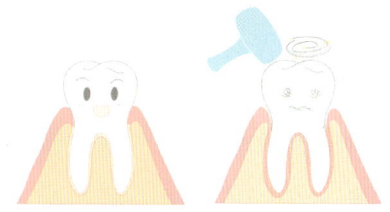

牙震荡

值得注意的是，牙齿外伤后，牙髓受到激惹，可能会出现"假死"或"假活"的情况。"假死"指的是在牙齿刚受外力撞击时，牙髓可能会发生"休克反应"，即丧失"知觉"，对牙髓活力测试不敏感，一般2周后才能恢复。而"假活"则是指外伤后的初期牙髓尚有活力，后期却发生了坏死或钙化，这大多发生在外伤后的3~6个月。牙髓坏死的患牙因牙髓血液循环受损，常出现牙齿变色、发灰。

因此，牙震荡后应至少观察 6 个月以上，建议在牙震荡后 1 个月、3 个月、6 个月、12 个月复查，检查牙髓状况。

一旦发现牙体变色，或是摄片后发现根尖有炎症，则应进一步行牙髓治疗。

Q 受伤的乳牙是否可以不处理？

有的家长认为，乳牙反正是要换的，摔坏了也没关系。实际上，乳牙外伤后可能会影响乳牙的正常脱落和恒牙胚的发育。因此，乳牙受伤后，家长应同样重视，由专业医生根据乳牙的牙髓情况及牙根状况决定是否进行治疗或拔除。

牙医小贴士

如果孩子不慎伤着了牙齿，即使表面看起来好好的，家长们也需要保持警惕，及时就医检查。另外，运动中要注意安全防护，饮食避免过硬食物，防患于未然更重要！

40. 牙齿被撞松了怎么办

牙齿受撞击后，常常会发生牙齿松动，这时候孩子用舌舔外伤牙齿，或者咬合时，往往会疼痛不适。牙齿受撞击后发生松动，可能是以下几种情况：冠根折、根折、半脱位及牙槽突骨折。

冠根折

当牙齿受到撞击后折断，折断线斜行累及牙冠及牙根，称为冠根折。这时，牙冠断端会有明显松动，伴有不同程度的疼痛。治疗前需要进行 X 线检查，局部麻醉下拔除松动牙冠后，再判断是否保留剩余牙根。

如果是恒牙发生冠根折，需要从折断的深度、有无累及牙髓、牙根发育的程度，以及孩子的配合程度等综合考虑治疗方案：在拔除冠部断端后尽可能保留牙根，如果牙根无法保留，则需要拔除牙根，改行种植修复。

对于孩子年纪还小，无法立即行种植修复的，可以先保留牙根，以保持牙槽骨的高度，待孩子成年后再拔除残根，行种植修复。在正式修复之前，使用活动义齿修复缺牙，恢复美观。

如果是乳牙发生冠根折，当牙根尚可修复时，如果没有牙髓暴露，可以直接在折断面基础上补牙；如果有牙髓暴露，可以进行根管治疗。如果折断位置太深，牙根无法修复的，可以拔除冠部碎片，保留牙根，或者将牙根一同拔除。

根折

牙齿折断发生在牙根，即为根折。这时，牙冠断端可表现为不同程度的松动和移位，牙齿龈缘可能有出血。治疗前需要进行 X 线检查，根据折断位置确定后续治疗方案。一般来说，根折发生的位置越靠近根尖，牙齿预后越好。

如果是恒牙发生根折，需要尽快复位因松动而移动的牙冠断端并进行固定。如果牙冠断端严重松动，很可能是折断位置靠近冠方，这时冠部断端无法保留。如果牙根条件良好，可以在完善根管治疗后行冠修复，如果牙根条件不佳，需拔除残根，改行种植修复。

如果是乳牙发生根折，松动不明显且没有明显咬合不适的，可以不进行治疗；松动明显的，可以拔除松动牙冠断端，保留残根；如果孩子配合度较高，可以尝试复位断端进行固定。

需要注意的是，乳牙或恒牙发生根折后，远期常发生牙髓坏死、牙根吸收等并发症，应按照医嘱密切随访，对症处理。

半脱位和半脱出

受撞击后，牙齿与牙槽窝间的紧密连接遭到破坏，如果牙齿还保持在原位，仅有松动，称为半脱位；如果牙齿从牙槽窝内部分脱出，称为脱出性脱位，也叫半脱出。

半脱位的牙齿通常无需特殊处理，当松动、咬合不适症状明显时，需要进行固定。半脱出的牙齿需要在复位后进行固定 2 周。对于发生半脱位或半脱出的乳牙，症状不明显的可以不进行治疗；对于远期发生牙髓坏死等症状的患牙，需要及时就诊对症治疗。

牙槽突骨折

如果牙齿所在的牙槽骨发生了骨折，称为牙槽突骨折。表现为骨折部分松动移位，多颗牙齿的松动和移位，常伴随咬合关系错乱。

恒牙和乳牙牙槽突骨折的治疗，均需要及时复位固定，并密切随访。

扫一扫二维码，观看科普视频《牙齿被撞松了怎么办》。

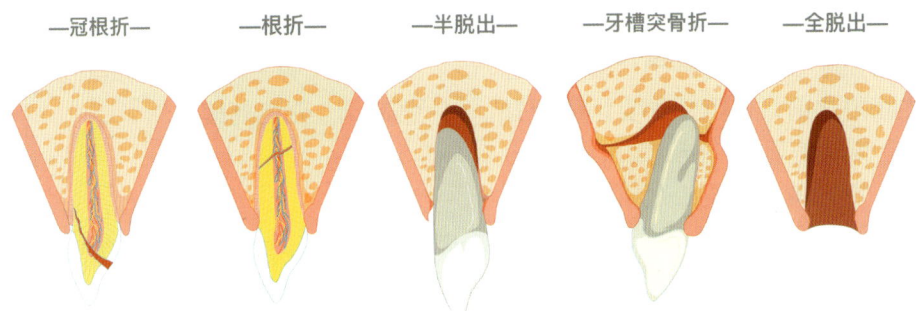

冠根折、根折、半脱出、牙槽突骨折、全脱出

41. 牙齿被撞断了要如何处理

牙齿撞断的处理要点

孩子们在玩耍、运动的过程中，难免磕磕碰碰，如果不慎撞到牙齿，常常会导致牙齿折断、折裂。这时，家长应保持镇定，做好以下几点，并及时带孩子就医。

- **询问孩子是否有其他不适**：家长需观察、详细询问孩子有没有头晕、头痛、呕吐等不适，排除颅脑损伤。
- **避免扰动牙齿**：如果折裂的牙齿还在原位，应避免扰动，保持牙齿处于"休息"状态，告诉孩子不要用舌舔或用对颌的牙齿触碰。
- **找回牙齿"碎片"**：如果缺损很小，没有疼痛不适，可以不做修补，仅仅调磨、抛光尖锐的断面就可以了。如果部分牙冠完全折断脱落，应及时找回折断的牙齿碎片，并保存在生理盐水或冷牛奶里，如果外伤发生在户外，在保证安全的情况下，可以将牙齿碎片含在舌下利用唾液保存，并及时到医院就诊。
- **避免刺激牙髓**：牙齿折断后，可能出现"牙髓暴露"的情形，表现为断面有出血点或出血面，这时不要触碰暴露的牙髓组织，应戴上口罩，避免冷热和机械刺激，以利于牙髓组织的保留。

Q 牙断了还能接回去吗？

就医后，医生会根据断冠复位情况和牙齿折裂程度，评估断冠是否能粘结回原来的牙齿，即"断冠再接"。如果断冠碎裂严重或无法找回，需要直接在牙齿断面上进行修复。

值得注意的是，牙齿受撞击后，牙髓常常会充血、水肿，甚至发生坏死，由于牙髓的状态在外伤后早期难以判断，折断的牙齿修复完成后，仍需要定期检查、拍摄X线片，密切关注牙髓状态，如发生牙髓炎症或牙髓坏死，需要进一步进行牙髓治疗。牙齿折断多发生于恒牙，乳牙也可能发生。

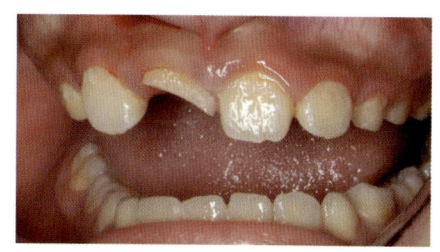

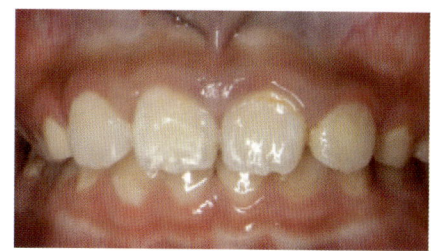

扫一扫二维码，观看科普视频《牙齿被撞断了要如何处理》。

冠折、断冠再接

42. 牙根被撞断一定要拔除吗

孩子的牙齿受撞击后，牙冠、牙根及牙根周围的骨组织都可能发生损伤，牙根受损伤常表现为牙根折断，临床上称为根折。如果发生根折，牙齿还能保留吗？还是一定要拔除呢？

根折的临床表现

根折大多发生在牙根发育基本完善的恒牙，也可能发生在乳牙。根折发生的位置不同，临床表现也会有所不同，越靠近冠部的根折症状越明显。

如果位于根尖1/3，可能不松动或者仅有少许松动；如果是根中部或者靠近牙冠的1/3部分折断，牙冠方有明显的松动或移位。

牙齿发生外伤后就诊，需要拍摄X线片或CT，可以辅助诊断根折。但是很多时候，虽然X线片看不到

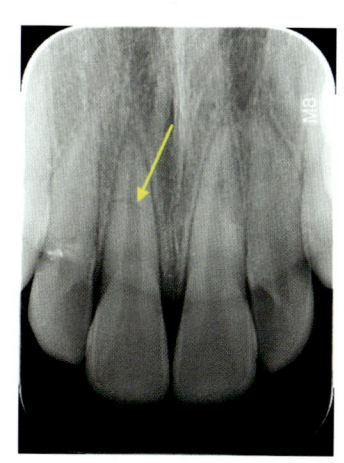

根折X线片

明显的根折线，也不能完全排除根折，还需长期随访观察。

65

根折的治疗方法

对于乳牙根折，很多家长认为"会换的，不用管"，这种观念不可取。乳牙根折后，孩子可能会疼痛，从而影响进食；如果根折后伴发根尖周炎，还可能造成继承恒牙发育异常和萌出异常。因此，乳牙根折也应当及时治疗、定期随访，并监测恒牙萌出情况。

对于没有明显移位和松动的根折牙，可以不做处理，2~3周内避免用患牙咬合；对于牙冠明显松动伴移位的，可以拔除松动的折断片，根尖部分保留，待其自行吸收；如果孩子配合良好，也可以尝试复位折断片并固定。

对于恒牙根折，根折发生部位不同，治疗方法有所差别。如果折断部位靠近牙冠，而且牙冠很松动，这时即使将牙冠复位、固定，后期牙冠还是很可能会松动，需要拔除。如果残留牙根比较长，可以联合正畸治疗把断在骨面下的牙根牵引出来，然后进行冠修复；如果残留牙根太短，就需要等孩子成年后拔牙、种植修复了。在此之前，可以制作活动义齿来恢复一定的美观和功能。

当折断部位在牙根中段或根尖区域，如果没有明显松动和咬合创伤，可以不处理，仅需注意不用受伤部位咀嚼啃咬，并定期复查；如果有明显松动移位，或者咬合时受伤牙齿与对颌牙齿"顶住"，需要对患牙复位、固定，直到牙根与牙槽骨、牙根断面之间形成新的愈合，再拆除固定。

值得注意的是，牙根折断后一段时间，常常发生牙髓坏死、牙根吸收及骨吸收等并发症导致治疗失败。因此，发生根折后的牙齿，建议至少密切随访1年，外伤后5年内每年至少复查1次。如果发生牙齿变色、肿痛及牙齿松动加重，及时就诊。

> **牙医小贴士**
>
> 牙根折断虽然是一种比较严重的外伤，但是并非所有的根折都需要拔牙。不管是乳牙还是恒牙发生根折，只要及时就诊，定期复查，还是有希望保留牙齿的。

43. 牙齿被撞短了怎么办

孩子摔倒撞到牙齿，爬起来发现门牙虽然没有断，但是短了一截，这就是牙挫入。我们可以把牙齿想象成一根钉子，受到朝向牙根的剧烈撞击时，像是钉子被锤子敲击一样，部分甚至全部"钻"到了牙槽骨内。发生牙齿挫入该怎么办呢？需要"拔牙助长"吗？

撞到牙后要及时就诊，确定挫入的是乳牙还是恒牙，然后根据挫入的程度、孩子的年龄及牙根发育情况等具体情况来确定治疗方法。

乳牙挫入

乳牙发生挫入后，要警惕挫入的牙根可能会伤到恒牙胚。X线片可以帮助判断乳牙挫入的深度，以及和恒牙胚的关系。

如果乳牙挫入不到一半，大多可以观察，等待乳牙再萌出。如果发现乳牙严重挫入的同时，牙冠比受伤前突出、外翻，尤其需要警惕，这时可能牙根向后压迫到恒牙胚，导致后续恒牙发育、萌出异常，需要拔除挫入的乳牙。

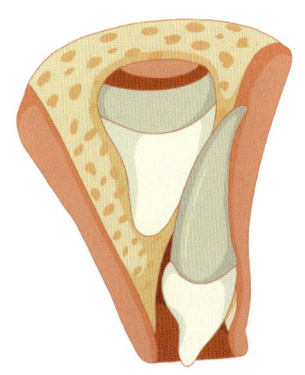

乳牙挫入

恒牙挫入

恒牙发生挫入后，首先要拍片检查牙根发育程度及挫入的深度，年轻恒牙和牙根发育成熟的恒牙治疗方式有所不同：年轻恒牙牙根血管神经愈合能力强，一般可以观察2周左右，等牙齿再萌出；如果挫入较深，而且等待1个月也没有再萌出迹象，就需要使用正畸牵引的方式，把牙齿慢慢拉出来。

对于成熟恒牙，轻度挫入时也可以先观察，若没有再萌出迹象的应尽早把牙齿牵引复位；而对于严重挫入的成熟恒牙，就需要使用牙钳来"拔牙助长"了。

常见的并发症

乳牙、恒牙发生挫入后，共同的常见并发症是牙髓坏死，恒牙挫入还常常发生牙根吸收，需要定期复查牙髓活力和牙根情况。

44. 牙齿被撞掉了怎么办

"妈妈，我刚刚跑太快不小心摔倒了，门牙整个掉出来了！""怎么这么不小心？快快快，赶紧去医院！"

如果您的孩子遇到这种牙齿受外力完全脱出的情况，您该怎么做才能保住孩子的大门牙呢？

保住掉的牙，需要这么做

如果掉出来的是乳牙，是不需要进行复位的，只需要对口内伤口简单清理、止血，然后就医。

如果掉出来的是恒牙，首先要第一时间找到掉落的牙齿。注意拿牙齿的时候，要捏住牙齿的牙冠部分，而不是牙根部分，避免进一步损伤和污染牙根表面的活性牙周组织。随后，用流动水轻柔冲掉牙齿表面的污染物，注意水流要柔和，避免对牙根表面的牙周组织造成更大的损伤。

冲洗后，将牙齿直接放回牙槽窝内，如果孩子抗拒，或者牙齿无法放入，可以保存在冷牛奶或生理盐水里，保持牙齿湿润。如果短时间内找不到合适的保存介质，也可以让孩子把牙齿含在舌下，或装在清水中，切忌干燥保存。

做完以上步骤后，抓紧时间到专业口腔医疗机构就诊。

Q 掉的牙还能装回去吗？

外伤后 30 分钟内是拯救脱出牙齿的黄金时机，如果牙齿保存得当且就诊及时，将牙齿重新植入牙槽窝后进行固定，牙齿还是可以"长回去"的。牙齿脱离牙槽窝越久，牙再植成功率越低，因为牙根表面的牙周组织脱离体内环境后会逐渐脱水，并被外界环境污染。冷牛奶、生理盐水可以为其创造湿润的环境，尽可能保存牙周组织活性。

再植、固定后的牙齿需要避免咬合，严格按照医生要求的时间进行复查。如果再植牙出现了牙齿疼痛、牙齿变色等，就说明"牙神经"发炎了，还需要进行根管治疗。

牙医小贴士

学龄期儿童活泼好动，喜欢追逐打闹，而且自我保护意识和能力不足，容易发生牙外伤。如果孩子发生了牙齿被撞掉的情形，家长一定要保持镇定，安抚好孩子的情绪，妥善处理和保存牙齿，尽快到专业机构就诊。

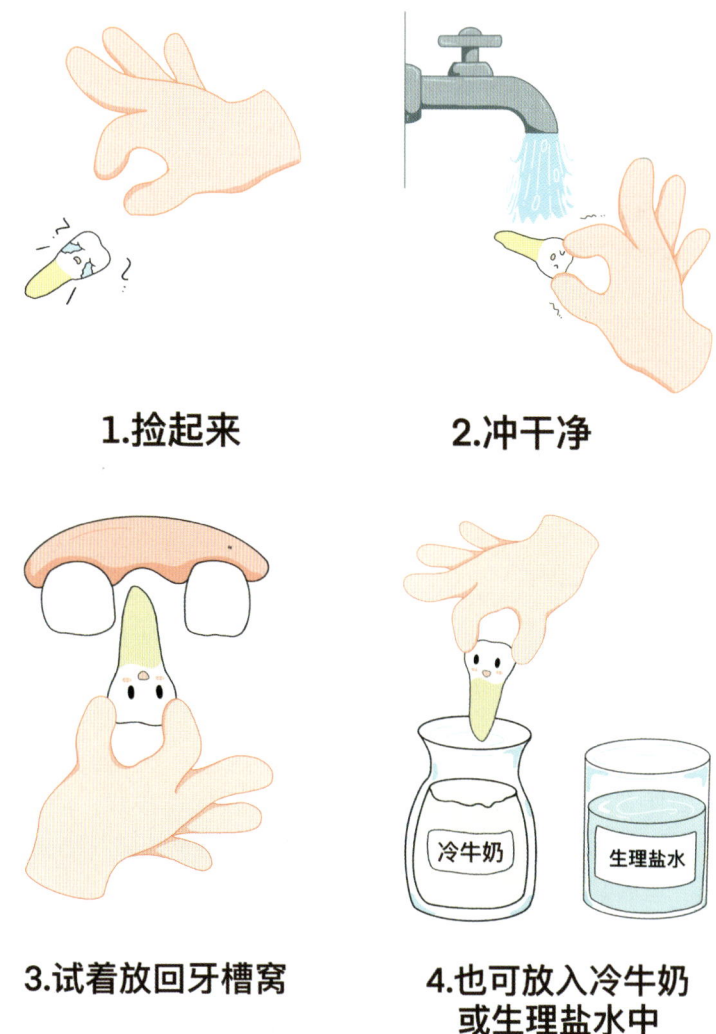

牙齿全脱位后的处理

45. 牙脱位再植后,还要做什么

牙齿完全脱出是最严重的牙外伤之一。牙齿脱出后,要迅速捡起并用流动水冲洗干净,放回牙槽窝内,或者保存在生理盐水、冷牛奶或唾液中,并在30分钟内就医,将牙齿"栽"回去,即牙再植。为了提高牙再植的成功率,医生将脱出的牙齿植回牙槽窝后,还需要进行一系列的治疗和随访观察。

牙周固定的时间

为了牙齿能保持在牙槽窝内，需要用钢丝-树脂夹板，或者咬合垫将再植牙和相邻的几颗牙齿"捆绑"在一起，固定7~10天，让牙根和牙槽骨重新"牵手"愈合。

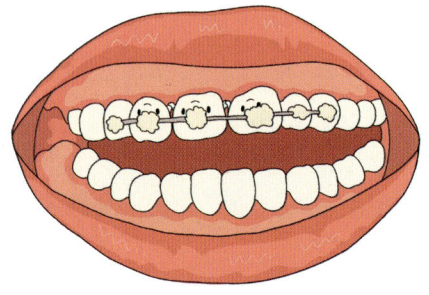

全脱位后的固定

牙髓的处理

由于牙齿整个脱出后，牙髓的血管完全断裂，很难存活，常常需要摘除牙髓。

如果脱出牙齿的牙根发育还没完成，根尖孔宽大，牙髓血供丰富，迅速再植后牙髓尚有存活可能，可以保留牙髓促进牙根发育。同时密切随访，观测牙髓状态，一旦发现牙髓活力异常，及时进行牙髓摘除。

如果脱出牙齿的牙根接近发育完成，牙髓往往会发生坏死，应在再植术后2周内进行牙髓治疗。

再植牙的预后

脱位牙成功再植的表现为牙齿重新"长牢"，虽然X线检查大多能发现牙根表面有不同程度的吸收，但临床检查基本与相邻健康牙一致。

一部分牙齿再植时牙根表面缺乏活的牙周膜组织，牙根与牙槽骨直接融合，没有正常的牙周间隙，缺乏生理动度，称作"牙固连"。由于牙根逐渐被牙槽骨"吃掉"（替代），发生固连的牙齿会逐渐"缩"回牙槽骨内，表现为牙齿逐渐变短，这样的牙齿可以在口内留存很长时间，但最终还是需要拔除的。

如果再植时机延误，或者牙齿保存不当，再植后还可能发生牙根的炎性吸收，表现为拆除固定后牙齿松动加重、牙龈红肿等，这一类牙齿需要尽早拔除，避免造成周围牙槽骨的进一步破坏和邻牙损伤。

复查的频次和复查内容

牙齿再植后应当遵医嘱定期复查，一般需要再植后2周、4周、3个月、6个月、1年分别去复查。复查时除了对牙齿进行一般检查之外，还需要拍片检查牙根的吸收情况，根尖周有无炎症等，以判断牙齿的预后。

46. 牙外伤该如何预防

处于生长发育期的孩子好奇心强，乐于探索，但他们的身体协调能力和对危险的预判能力不足，因此较成人更易发生牙外伤。

什么年龄的孩子易受牙外伤

孩子的牙外伤大多为乳牙外伤和年轻恒牙外伤。1～3岁的孩子运动协调能力较差，日常生活中容易摔倒或撞伤造成乳牙外伤；到了7～9岁正值乳恒牙替换期，这个年龄段的孩子活泼好动，运动和玩耍时容易跌倒、碰撞使门牙受伤。

运动防护很重要

由于儿童牙外伤具有意外性和不可预测性，所以家长除了要加强看护外，在运动时为孩子做好防护也对预防牙外伤极为重要。在运动之前，需要先熟悉场地，避免盲目冲撞、奔跑；不要用石子、碎砖等危险物品互相投掷；在进行滑板、轮滑等高速度、高风险的运动，以及篮球、足球、滑冰等容易跌倒、撞击的高强度运动前，最好佩戴头盔及运动防护牙托等用具。

运动防护牙托是一种弹性片状减震装置，覆盖并包裹在牙齿、牙龈及牙槽骨上，隔绝上下牙齿、牙齿与面颊等组织，具有力量传导与再分配的作用。能在运动中保护孩子的牙齿及周围组织、颌骨和脑，避免其受到冲击和损伤。目前，国内有许多专业口腔医院都可以为孩子定制运动防护牙托。

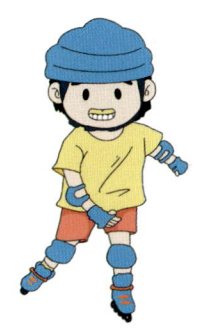

孩子运动时所做的防护

牙医小贴士

如果发生牙外伤，需要到正规医院的口腔科或口腔医院进行处理。如果发生牙齿全脱位，一般是可以再植的，而时间是再植成功的关键。对于折断的牙齿，可把断牙片带到医院，口腔科医师会视情况行断冠粘结术。

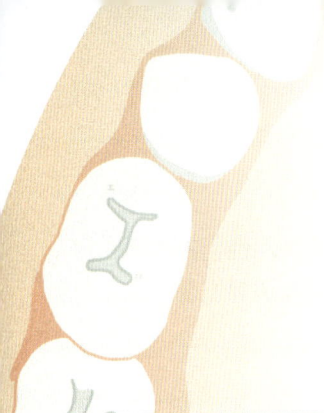

第七章
关注危害颜值的隐患

47. 什么样的牙齿排列是有问题的

正常的牙齿形态、替换顺序是健康牙列的前提，而我们总是会看到孩子牙齿排列不整齐，并不清楚是不是需要接受治疗，那么什么样的牙齿排列是有问题的呢？牙齿的排列问题主要分为间隙问题、牙数问题和萌出问题三类。

间隙问题

间隙问题包括间隙过大（即牙齿之间有缝隙）和间隙不足（主要表现为牙列拥挤）。如果发现孩子的牙齿稀稀疏疏的，牙缝特别大，或是挤在一起，前后交错排列，那么家长就需要引起重视了。

牙缝大，多是由于系带附着异常、先天缺牙、过小牙、不良习惯及巨舌等原因，可针对性地通过系带修整术或减小牙弓长度等方式来应对。而前牙拥挤、排列不整齐是孩子在换牙期的早中期最常见的问题之一。有一些拥挤是暂时的，在后续的换牙过程中会自行改善，因此不需要干预。但也有一些比较严重的情况，最好在早期就进行干预和纠正，这样可以大大减少未来拔牙矫治的可能。

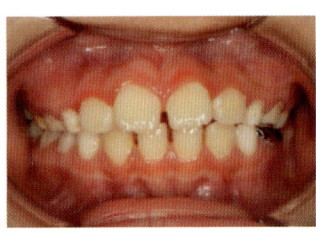

前牙间隙

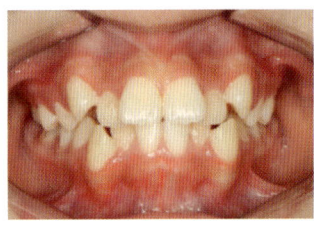

前牙拥挤

牙数问题

牙数问题包括先天缺牙和多生牙。先天缺牙顾名思义，指的是牙齿先天性缺失，其原因主要为遗传和环境两部分因素。如果孩子有多颗牙先天缺失，那么就容易引起牙齿排列不齐，咬合关系紊乱，因此需要及早干预。而多生牙则是额外多长的牙齿。多生牙会占据正常牙齿生长的空间，对邻牙和咬合关系产生影响，部分还会有引起颌骨囊性病变的可能。因此，一旦发现存在多生牙，应及时就医，条件允许时尽早拔除。

萌出问题

萌出问题包括萌出顺序异常、萌出时间异常和萌出位置异常等。牙齿按照一定的顺序依次正常萌出是牙齿排列整齐的重要前提。如果家长在孩子换牙期间发现牙齿没有左右对称萌出，或是乳牙还没脱落，恒牙就已萌出，抑或是牙齿萌出位置异常等，都应及时就医。此外，如果乳牙不是松动后自然脱落，而是由于蛀牙、外伤等过早脱落，也有可能会导致恒牙萌出异常，应及时就诊，必要时行间隙保持，维持缺牙间隙。

与牙齿排列相关的问题纷繁错杂，家长们如果觉得难以判断，可以定期带孩子进行口腔检查，由医生对孩子的换牙情况进行监测。这样可以及时发现问题，早期进行干预。

48. 口腔不良习惯有哪些

很多孩子的牙齿排列不齐是由于不良的口腔习惯导致的。常见的儿童口腔不良习惯有吮吸手指、吐舌头、咬嘴唇、偏侧咀嚼、咬物等。如果孩子有这类习惯，那么首先家长应帮助孩子戒除，否则即使进行了牙齿矫正，在长期不良习惯的作用下，牙列不齐也会再次复发。

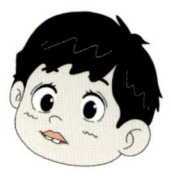
咬唇

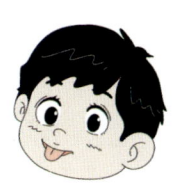
吐舌

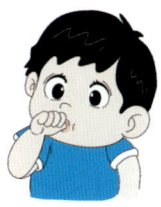
吮指

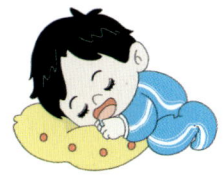
张嘴呼吸

儿童口腔不良习惯

吮指习惯

在孩子的口腔不良习惯中，吮指习惯最为多见。这个习惯在婴幼儿时期属于正常的神经反射，在3岁以前均可视为正常的生理活动。但若孩子长大后，这一习惯仍持续出现，就会对牙齿的排列产生影响。

吮指时，大拇指在正在萌出的上下前牙处，会阻止前牙正常萌出，导致闭口时上下前牙间出现圆形的间隙，称为开𬌗。此外，由于吮吸作用长久持续，口内气压降低，加上颊部肌肉压力增大，使得牙弓变窄，上前牙前突。家长会发现孩子在正常放松状态下，嘴唇闭不拢，牙齿突出，影响美观。

唇习惯

唇习惯分为咬上唇和咬下唇。咬上唇可造成下颌前突、上牙拥挤并向舌侧倾斜，咬下唇可造成下颌后缩、下牙拥挤、上牙前突呈"鸟嘴状"。

舌习惯

如果孩子常常将舌尖吐出放于上下前牙之间，在吞咽时尤其明显，会导致前牙梭形开𬌗。如果孩子常用舌尖舔下前牙，可能会导致下前牙向前倾斜、下颌向前发育过度，形成下颌前突畸形。如果孩子常用舌尖同时舔上下前牙，则有可能使上下牙均向前移位，导致双牙弓或双颌前突。此外，如果孩子常常用后牙咬舌头，还可能造成后牙开𬌗。

咬物习惯

咬物习惯指孩子习惯性地啃咬铅笔等物品，会形成咬物处牙齿的小开𬌗，即牙齿咬合时，上下前牙间出现间隙。

偏侧咀嚼

偏侧咀嚼习惯可能使牙弓向咀嚼侧旋转，废用侧发育不良，下颌向咀嚼侧偏斜，导致脸型左右不对称，变成"大小脸"。

牙医小贴士

儿童时期的口腔不良习惯与牙齿的正常替换和排列有着密切关系，不良习惯对牙齿排列的影响是缓慢而持久的。在掌握、了解了这些不良习惯的表现和危害后，家长平时可以多观察。如果能及时发现并自行纠正这些习惯，那么错𬌗畸形往往能自行改善。如果孩子无法自行戒除，可在医生的帮助、指导下矫正这些不良习惯。

扫一扫二维码，观看科普视频《儿童口腔不良习惯与错𬌗畸形》。

49. 口呼吸对面型有什么影响

近来，越来越多的家长开始关注孩子睡觉张口呼吸、打呼噜的情况。这些现象可能与一种被称为睡眠呼吸暂停低通气综合征（OSAHS）的疾病有关。儿童的睡眠呼吸障碍会导致身高及智力等发育迟缓、认知功能及情绪障碍等问题，还会引起儿童颌面部的发育异常，成为孩子们颜值的"杀手"。

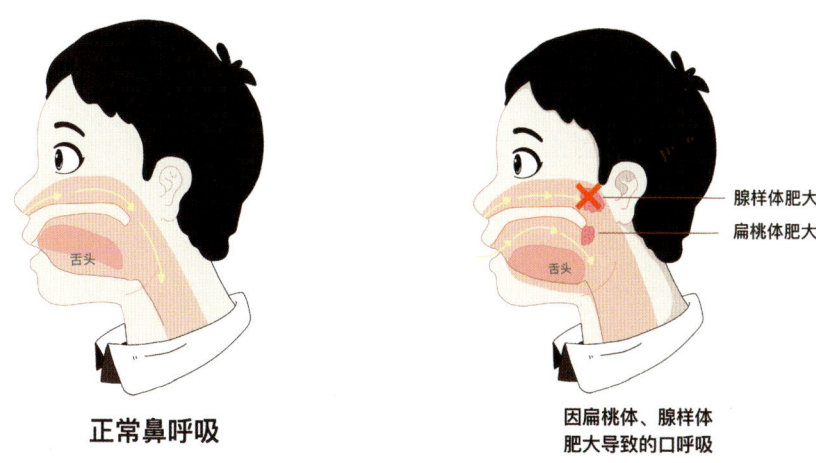

正常呼吸与口呼吸的侧面图

Q 口呼吸的病因是什么？

口呼吸最常见的病因是腺样体和扁桃体的肥大。这两个腺体位于上呼吸道，如果受到炎症反复刺激会发生病理性肥大，引起呼吸道阻塞，出现睡眠打呼，甚至呼吸暂停、低氧血症等。长此以往会导致学习困难、记忆力下降、行为异常、生长发育迟缓及其他系统疾病。

Q 口呼吸对面型有什么影响？

一般来说，腺样体肥大的儿童常常会通过张口呼吸来获得通气代偿，进而出现下颌后缩，上颌前突，发展成长面型，也就是常说的腺样体面容。而扁桃体肥大的儿童可能会出现下颌前伸的代偿方式，进而发展为"地包天"。

Q 发现孩子有口呼吸该怎么办？

如果家长发现孩子出现张口呼吸、打鼾或相关的颌面部异常和行为异常，首先应带孩子到耳鼻喉科就诊，如果孩子确实存在腺样体或扁桃体肥大，应进行相应的药物或手术治疗。在排除气道阻塞后，家长应监督孩子逐步养成闭唇习惯。

对于一些长期习惯性张口，唇肌松弛无力的孩子，可以在睡觉时使用口呼吸胶布来封闭口腔。

此外，孩子还应在专业医生指导下进行唇肌和舌肌的训练，锻炼和增强唇舌肌力量，恢复口腔内外肌肉力量的平衡，使牙齿咬合和颌面部发育趋于正常。如果孩子已经出现牙齿咬合和颌面部的异常，需要到儿童口腔科或口腔正畸科就诊，必要时进行早期正畸治疗。

扫一扫二维码，观看科普视频《认识口呼吸》。

50. 什么样的唇舌系带有异常

口腔内有两个比较重要的软组织结构：上唇系带和舌系带。

Q 上唇系带异常会有哪些影响？

上唇系带位于两个正中门牙之间的牙根部的牙床上，与上唇内侧黏膜连在一起形成一根细薄的带状软组织。一般来说，孩子出生后，随着牙齿的萌出和颌骨的发育，唇系带会向远离牙齿的方向逐渐退缩。但如果上唇系带没有自行退缩，仍然位于原来的位置，就会引起两个上门牙之间产生较大的牙缝，不仅影响美观，还会影响其他牙齿萌出，造成牙列不齐。

Q 什么情况需要修整上唇系带？

首先是在孩子上门牙萌出后，上唇系带还在两颗门牙之间，甚至越过门牙到达内侧，导致牙缝过大，

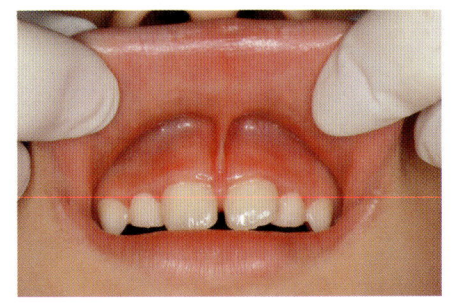

唇系带过短

或者牵拉牙龈造成牙周疾病的；其次是如果上唇系带太短，微笑时上唇肌肉紧张导致红唇外翻，影响孩子的外貌和心理的；最后是过短的上唇系带于两侧牙龈之间形成了食物容易堆积、不易清洁的三角区。如果有上述这些情况，可以进行上唇系带的修整。家长们不用太担心，如果发现孩子的上唇系带过短，可以等到6~7岁恒牙萌出后再处理。

Q 什么是舌系带?

舌系带是张口翘起舌头时在舌和口底之间的薄条状组织。一般情况下,新生儿的舌系带是延伸到舌尖或接近舌尖的,在舌的发育过程中,系带逐渐向舌根部退缩。通常情况下,孩子 2 岁以后舌尖才逐渐远离系带。因此,孩子若舌系带较短最好观察到 2 岁以后。

Q 舌系带异常有哪些表现?

正常舌系带可以使舌头活动自如,舌尖能自然地伸出口外,或向上舔到上齿龈。但少数孩子的舌系带发育不正常,可能出现舌系带过短的现象。表现为舌头不能正常自由地前伸,在前伸时舌尖因被牵拉而出现凹陷,呈"W"形。舌系带过短在儿童时期不仅会影响发音,还会阻碍舌体上抬,让孩子维持婴儿式吞咽,造成开𬌗畸形,甚至颌骨发育异常。因此,如果发现孩子伸舌时有异常形态、语音异常,以及与舌系带过短有关的吐舌吞咽和前牙开𬌗,则需要进行舌系带修整。

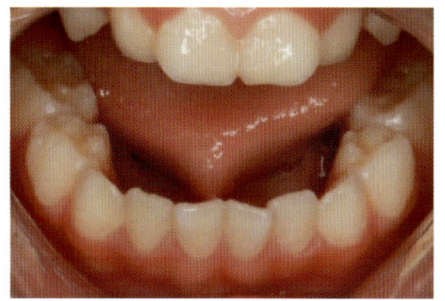
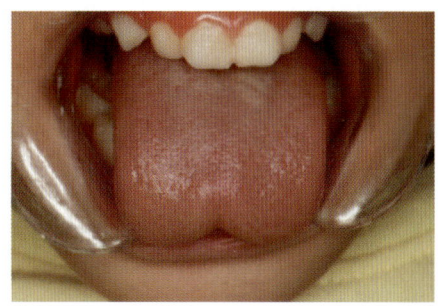

舌系带过短

扫一扫二维码,观看科普视频《唇舌系带过短》。

51. 哪些因素会形成"龅牙"或"地包天"

孩子在乳牙列期时,牙齿非常整齐,咬合关系也正常,但进入换牙期后,渐渐地面型发生了变化,变成了明显的"龅牙"或"地包天",这是怎么一回事呢?其实,孩子牙齿前凸,有一部分是单纯的牙齿排列问题,还有一部分是牙槽骨发育过度或不足导致的,这受到多种因素的影响。

遗传因素

当孩子出现了"龅牙"或"地包天"的面型时，家长可以观察一下家庭成员中是否也有类似的面型，即可判断是不是遗传因素使然。遗传因素的影响在孩子幼年期尚不明显，随着年龄增长，它对于颌骨生长发育的影响会逐渐突显。单纯矫正牙齿无法有效改善严重的颌骨发育过度/不足，可能还需要等孩子成年后进行正颌手术。

先天疾病及全身系统性疾病

有一些先天性疾病也会影响孩子的面型。比如唇腭裂的孩子上颌骨生长发育潜能较弱，如果伴随下颌发育过度，则很可能会出现"地包天"的情况，即面中份凹陷、前牙反𬌗。另有一些全身性的疾病，如佝偻病、甲状腺功能亢进症等也会对孩子的颌面部骨骼发育造成一定影响。此外，还有皮埃尔·罗班综合征、特雷彻·柯林斯综合征的患儿会出现很明显的下颌发育不足，上下前牙的前后位置相差较大，就会呈现"龅牙"的面型。

口腔不良习惯

后天的环境因素也会对颌面部的形态造成一定影响。家长们平时可以观察一下孩子是否存在吮指、咬唇、口呼吸等不良习惯。这些习惯会使得口腔周围肌肉力量不平衡，使得牙齿和牙槽骨的位置产生相应的变化，从而形成上、下颌骨发育过度和（或）不足，严重的就会引发"龅牙"或"地包天"的脸型。

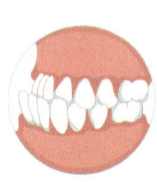 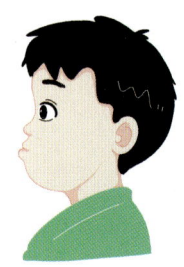 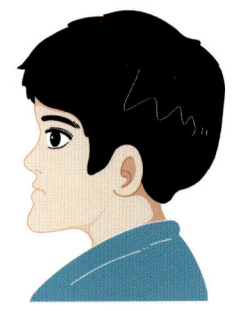

儿子　　　爸爸

"地包天"面型遗传及口内咬合

牙医小贴士

孩子"龅牙"或"地包天"的形成原因多样，包括先天因素和后天环境等，如果家长能及早发现，可以在一定程度上尽早防治。

52. 孩子为什么会出现"大小脸"

孩子的面部如果有明显的不对称，即俗称的"大小脸"，是需要引起重视的，它可能会由多种因素导致。

颞下颌关节疾病

下颌骨参与组成了颌面部唯一的关节，也是全身唯一的双侧联动关节——颞下颌关节。当颞下颌关节发生关节盘移位、良性肥大和肿瘤类疾病，例如髁突骨软骨瘤、滑膜软骨瘤、骨肉瘤等时，髁突与关节窝相对位置关系会发生变化，下颌骨会发生偏斜，引发"大小脸"。

颌骨发育问题

还有一些孩子两侧颌骨的基本形态存在一定偏斜，需要通过一些矫治的方式进行纠正，其中存在严重骨性问题的则需成年后借助正颌手术改善。

先天性疾病

有些先天性疾病会导致"大小脸"。如第一、二鳃弓综合征，其主要表现为半侧颜面发育不全，涉及骨骼、肌肉、软组织、面神经等结构，严重者还可能呈现耳部畸形及面裂等特征。

偏侧咀嚼

有些孩子在生长发育过程中渐渐被发现脸越来越歪，这可能是由于偏侧咀嚼的习惯所致。家长平时需要提醒孩子用双侧牙齿同时咀嚼，以保证双边的牙列、骨骼肌肉均衡发育。如果一边有比较严重的蛀牙或者牙周问题，则需要及时就诊进行针对性治疗。

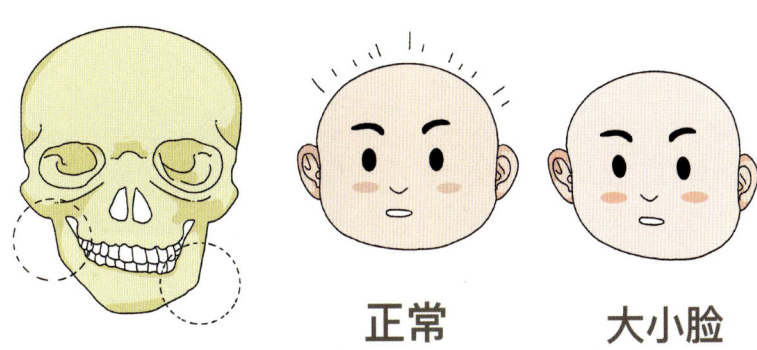

颌骨不对称导致大小脸

外伤因素

如果是短时间内出现"大小脸",家长可以先回忆一下孩子有没有受过外伤。如有,可直接通过影像学检查明确有没有颌面部骨折移位。如果存在骨折,必要时应及时进行手术复位。

感染性因素

还有一些感染性因素,如单侧腮腺炎、颌面部间隙感染等情况,孩子一边的脸也会明显肿大,伴随局部皮温升高,皮肤光亮紧绷,触压疼痛等表现。在得到对症治疗后症状会得到改善,此类"大小脸"问题也会迎刃而解。

53. 孩子为什么有牙齿长不出

孩子的乳牙大约在6月龄开始萌出,到6岁左右时乳牙开始逐渐脱落,至12岁左右全部被恒牙替换。正常的乳牙一共有20颗,每颗都有与之对应的恒牙会顶替乳牙"坚守岗位"。有时,孩子的乳牙脱落后,恒牙迟迟未萌出,这不免会让家长们担心、焦虑。其实,每个孩子牙齿萌出的时间与种族、性别、地域等因素相关,会有一定差异。比如女孩的牙齿萌出往往较男孩早,生长在寒冷地区的孩子较温热地区的孩子牙齿萌出较迟等。大部分情况下,只需耐心等待,恒牙就会"破龈而出"。但是,也有一些情况是身体内发生了病理性的改变,使得恒牙无法正常萌出,主要有以下几种情况。

先天缺牙

孩子牙齿长不出有一种可能是先天缺牙,这是由于牙胚发育异常所致。如果牙齿的排列没有特别的问题可以不处理。如果存在一定程度的牙列不齐,比如有较大的缺牙间隙,那么可能需要在后期通过一些矫治或修复的方式进行治疗。

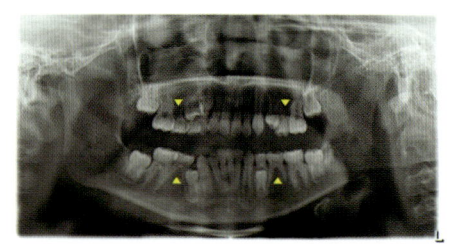

先天缺牙+乳牙早失导致继承恒牙萌出间隙不足X线片

先天性疾病

有些先天性的疾病，如锁骨颅骨发育不全综合征，除去躯体骨骼有畸形表现外，也会有恒牙胚的缺失或埋伏牙的情况，使得牙齿无法正常萌出。如果孩子存在外胚叶发育不全，那么多数也伴随恒牙胚的缺失。在乳牙脱落后，望穿秋水也等不到恒牙"接班"。

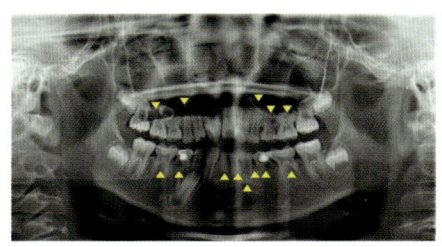

多颗后牙先天缺失X线片

恒牙埋伏阻生

牙齿长不出还有一种可能是恒牙埋伏阻生，这可能是由于牙冠部有骨阻力或是牙齿自身的萌出动力不足所致。这种情况可以借助手术的方式去除这些阻力以达到"助萌"的功效。如果"助萌"后依然无法萌出，经专业医生判断确有保留价值的牙齿，可以尝试用正畸牵引的方式帮助其萌出。

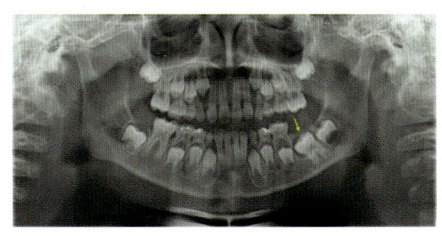

右下第一恒磨牙近中阻生X线片

如果家长发现孩子的乳牙脱落后，恒牙并未"如约而至"，甚至较平均长牙年龄晚了一年以上，那就要提高警惕了，最好带孩子到口腔医院进行检查，有必要的话还应拍摄X线片明确恒牙胚的具体情况。切记不要光盲目地"补钙"，耽误了口腔治疗的时机。

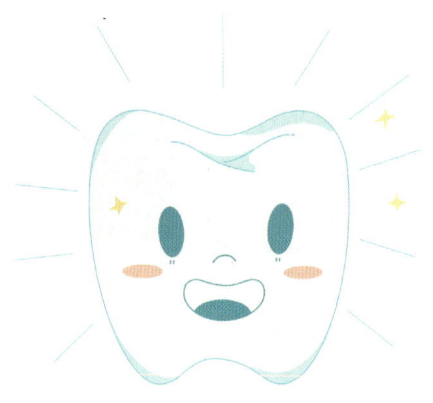

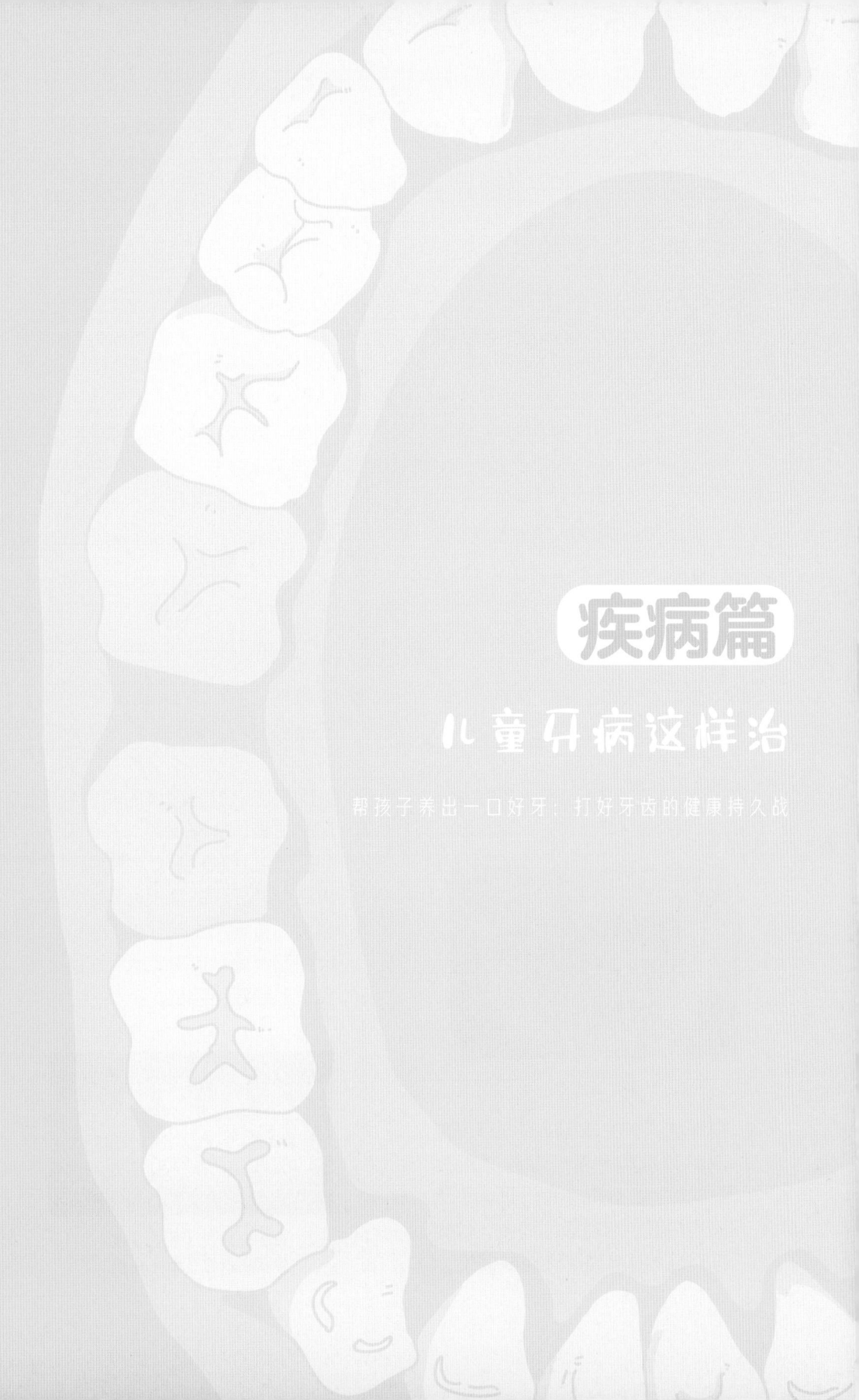

疾病篇

儿童牙病这样治

帮孩子养出一口好牙：打好牙齿的健康持久战

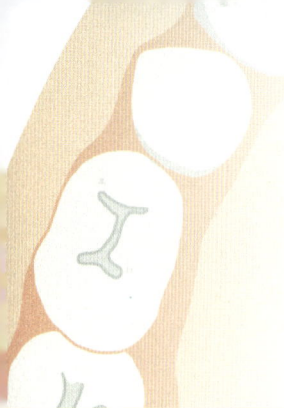

第八章
龋病

54. 蛀牙一定会发黑吗

家长们是否常常有这样的困惑：有些孩子的牙齿表面有好多小黑点，但医生检查后却告知这不是蛀牙。而有些孩子的牙齿看起来一点也不黑，医生却对他们说需要补牙啦！那么，蛀牙到底长什么样？

蛀牙的颜色不只有黑色！

其实，蛀牙有许多种表现形式，而不仅仅是"发黑"这么简单。大部分蛀牙是不"发黑"的，只有当蛀牙的进程转入慢性期时，蛀洞才会呈现明显的黑色。

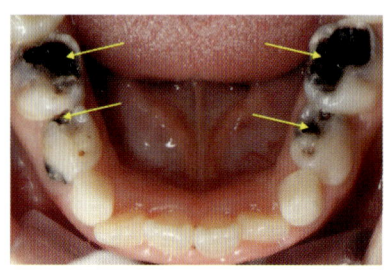

黑色静止龋

- **白垩色**：在蛀牙初期时，牙面常常因菌斑的堆积而发生牙釉质"脱矿"，继而表现为牙齿表面出现白垩色的斑块或线条，这时牙面仍然是完整而没有缺损的。

- **黄褐色**：由于这些脱矿的区域表面粗糙，所以食物中的色素和口腔中的细菌很容易沉积在上面。久而久之，这些区域的颜色会加深为黄褐色或深褐色，并伴有牙面的凹坑状缺损。此时如果不及时治疗，牙齿的缺损面积会越来越大，直到产生明显的蛀洞，甚至引起疼痛。这时，大部分人才会发现蛀牙的存在。

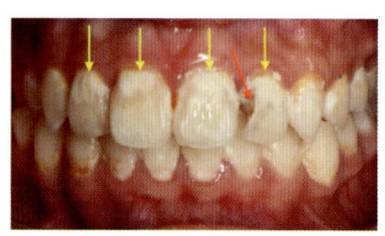

白垩色改变（黄色箭头）
黄褐色改变（红色箭头）

- **乳黄色**：值得注意的是，当儿童乳牙发生急性龋时，颜色是和正常牙本质颜色类似的乳黄色，质地更为"湿软"，同时能看到牙面有明显的缺损。这提示蛀牙病变发展快，需要及时处理。

Q 颜色没变化也有可能发生了蛀牙？

而当蛀牙发生在两颗牙相邻的牙面上时，在初期难以察觉，即使是医生也很难依靠肉眼观察到这个位置的牙面颜色变化，需要借助X线检查来发现。到了蛀牙的中后期，可看到牙齿相邻的部位有些发灰，像墨汁浸染在宣纸上一样的表现。这样的颜色改变也是已经发生蛀牙的提示。

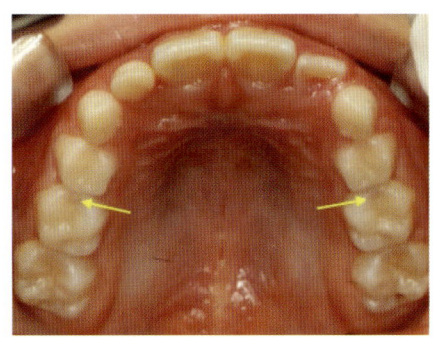

邻面龋

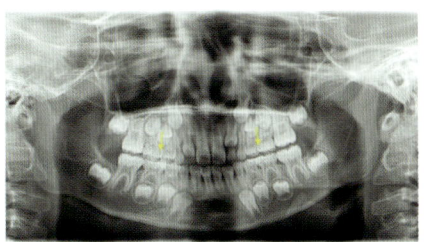

邻面龋的X线片

Q 牙齿还没完全长出，也会发生蛀牙？

在换牙时，恒牙萌出的过程中会有部分牙龈覆盖在牙面上。这一部分牙龈和牙面之间会形成一个空隙，称之为"盲袋"。进食后细菌和食物残渣容易嵌入"盲袋"中，如没有及时清理，就会引发蛀牙。此时由于恒牙未完全萌出，蛀坏的部分仍被牙龈覆盖，因此非常容易被忽略，等到发现时往往已经蛀得很深了。因此，孩子在换牙时期一定要做好口腔清洁，勤刷牙漱口，避免牙齿未萌出就发生了蛀牙。

扫一扫二维码，观看科普视频《蛀牙的表现》。

牙医小贴士

蛀牙在早期通常比较隐匿、难以被发现，不能单靠颜色的变化来判断是否发生了蛀牙。因此，建议家长们定期带孩子进行专业口腔检查，早发现，早治疗。

55. 什么是奶瓶龋

在儿童口腔科门诊经常会听到这样的对话。

家长：孩子的牙齿才刚萌出几颗，就已经有蛀牙了，平时也没给他/她吃过糖，这是什么原因呢？

医生：孩子得的是奶瓶龋，是由不良的喂养习惯引起的。

家长：什么？用奶瓶也会得蛀牙？

其实，奶瓶龋的罪魁祸首并不是奶瓶，而是奶瓶中的液体和喂养时的不良习惯。

奶瓶龋形成的原因

奶瓶龋又称为喂养龋，好发于低龄儿童的乳前牙。0～3岁的婴幼儿饮食中，常常离不开各类"奶"，包括母乳、配方奶、牛奶、酸奶等。"奶"不仅给孩子的生长发育提供了营养，也会给口腔内细菌的繁殖提供丰富的养料。因此，一些不良的喂养习惯，如含奶瓶入睡、牙齿萌出后喂夜奶、母乳或奶瓶喂养时间过长等都会使口腔内的细菌获得充足的养料，加速繁殖，进而腐蚀牙齿，形成蛀牙。

值得注意的是，如果1岁以上的孩子白天饮食不规律，大量吃甜食、饮用含糖饮料等，即使没有喝夜奶，也会很容易得蛀牙。

由此可见，奶瓶龋并不仅仅与奶瓶有关。当婴幼儿开始萌出乳牙后，家长就应该帮助他们养成良好的喂养习惯，减少夜奶和含糖饮食，注意口腔清洁。

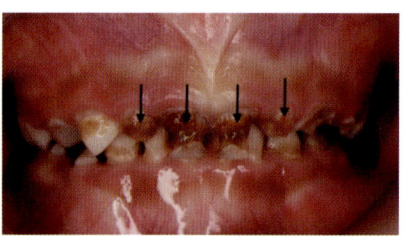

奶瓶龋

奶瓶龋的表现

那么，如何判断孩子有没有患奶瓶龋呢？其实，奶瓶龋是非常容易鉴别的，它在临床上常常表现为环状龋。环状龋是指环绕牙冠内、外、侧面一圈发生的广泛性的龋坏，多见于靠近牙龈的牙颈部。根据龋病的急、慢性不同，龋坏颜色可从淡黄色、黄褐色到黑色不等，同时可看到牙釉质、牙本质的缺损。

而这种特征性的表现与乳牙的解剖结构有关。乳牙的牙颈部比较"圆润"，所以自洁作用较差，容易发生菌斑堆积。此外，乳牙牙颈部的牙釉质矿化程度也较低，容易受到龋病的侵蚀。家长们如果发现了这种情况，应该立即纠正不良的喂养习惯，并尽早带孩子去医院进行口腔检查，必要时可进行涂氟或充填治疗。

扫一扫二维码，观看科普视频《低龄儿童常见龋病——奶瓶龋》。

56. 乳牙蛀了要紧吗

Q 为什么乳牙容易被蛀？

经常有家长很苦恼："医生，我已经很注意了，牙刷、牙线齐上阵，为什么孩子的蛀牙还是不停地增加？"其实，乳牙比恒牙更容易蛀，是由乳牙的结构特点和孩子的行为特点共同造成的。

乳牙的结构特点

乳牙靠近牙龈处有明显缩窄，两牙之间是面接触，所以乳牙之间"藏污纳垢"的空间更大，容易滞留食物残渣和形成菌斑。此外，乳牙的矿化程度比不上恒牙，因此对蛀牙的抵抗能力更弱。

乳牙蛀牙的危害

乳牙蛀牙会影响咀嚼，造成孩子营养摄入不足，对面部及全身的生长发育皆有影响。此外，蛀牙若影响到"牙神经"，还会引起面部肿胀、疼痛等不适，严重的话还有可能引发恒牙发育不良，以及风湿性关节炎、肾炎等全身系统性疾病。另外，蛀牙还会影响外貌和发音，使孩子产生自卑心理，影响孩子的心理健康。

因此，即使乳牙只"服役"数年，也不能忽视其重要性。孩子长牙后应该定期检查、使用医疗手段预防蛀牙，做到早预防、早发现、早治疗，避免乳牙龋病造成严重后果。

孩子的行为特点

孩子大多喜欢吃流食和半流食，还有黏着性强的甜食，这些食物容易产酸发酵，为蛀牙细菌提供"养分"。另外，孩子的刷牙效果往往

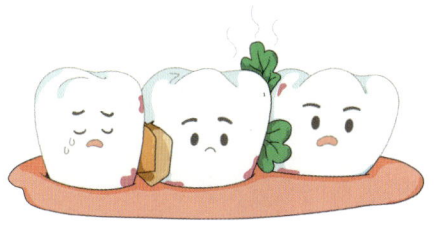

邻面食物嵌塞

不佳，再加上睡眠时间长，为细菌的繁殖提供了"温床"。这些因素都导致了乳牙更容易被蛀。

Q 乳牙蛀牙的特点有哪些？

与恒牙相比，乳牙发生蛀牙的时间更早。有时乳牙刚刚萌出不久就会发生蛀牙，而且常常是多颗牙或者一颗牙的多个牙面同时形成蛀洞。

由于乳牙的矿化程度低，牙体较薄，蛀牙的发展速度很快，但症状却不明显，因此容易被家长忽略，等到孩子发生牙齿疼痛、牙龈肿胀时才想到带他们就诊。好消息是，乳牙的修复活力比恒牙强，如果及时治疗，能获得较好的治疗效果。

57. 补牙到底怎么补

大家都知道，牙齿蛀了、坏了可以修补好，可是牙齿到底是怎么补好的，大多数人却并不清楚。

其实，补牙的过程很简单，以最常用的树脂材料补牙为例。

清理龋洞

要把牙齿的蛀洞清洗干净，把腐坏的、不健康的部分去除。很多人之所以怕看牙，其实害怕的就是这个步骤。

在使用高速手机打磨、喷水和慢速手机切削的过程中，如果蛀洞比较深，牙齿可能会有酸痛的感觉。有的孩子害怕有声音的器械，医生还会使用"挖匙"去除一部分较软的腐质。

当然，对于可能会疼痛的牙齿，医生会建议"打麻醉药"，让牙齿"睡着"，这样就不会感到疼痛。

粘结与充填

清洗完成后，就要准备把补牙材料填到窝洞内了，这个过程最关键的一步是粘接。没错，就是用"胶水"——牙科粘接剂，把补牙材料粘到牙洞里。

既然要用"胶水"粘，那么口腔内的口水就要想办法解决，不然湿乎乎的怎么粘得住呢？一团团的棉球、棉卷是最常用的，如果遇到口水多的"口水娃"，还需要吸唾器来配合。还有一种挡口水"神器"——橡皮障，它像一把雨伞罩在牙齿上，对"口水娃"和咽喉敏感的患者们十分友好。

没有口水打扰，牙齿窝洞终于

可以放心吹干、准备涂"胶水"。注意，在涂粘接剂之前，对比较深、靠近"牙神经"的牙洞要先覆盖"护髓剂"，以减少粘接材料对牙髓的刺激。

涂完粘接剂之后，就可以填补牙材料。填补、压实，再来个"造型"，蓝光灯照一照，软软的补牙材料就变硬了。

调𬌗

最后，把多余的补牙材料磨掉，确定咬合时没有不适感，再把表面抛光一下，补牙就结束了。

补牙的过程是不是很简单呢？如果你也有蛀牙，别再拖延啦，快到医院把牙齿补好吧！

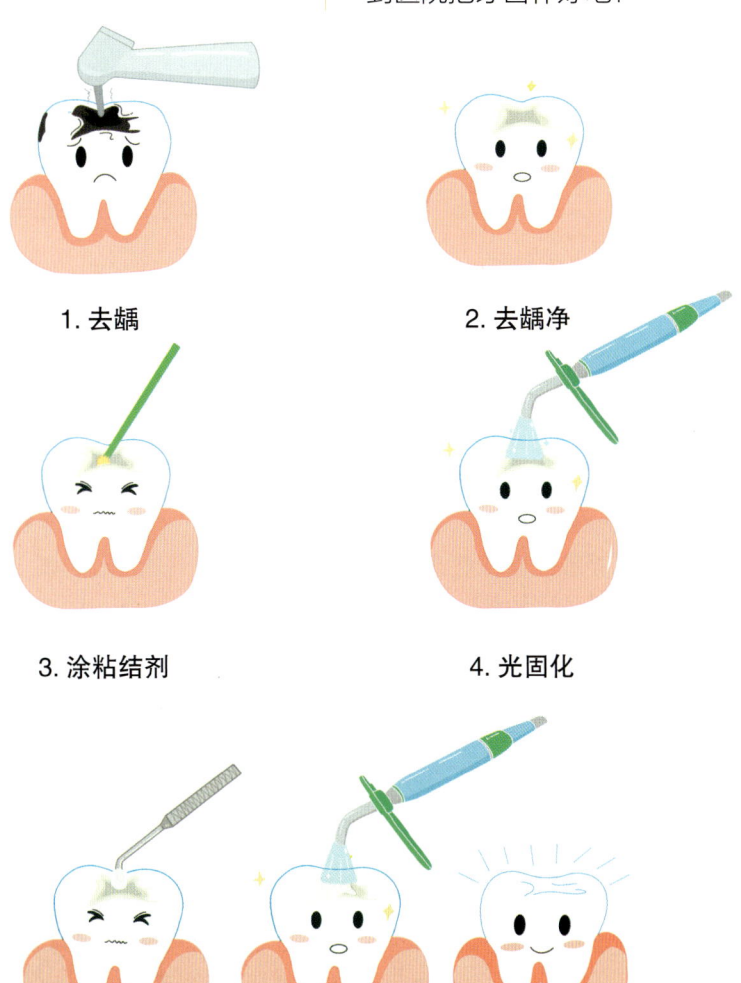

1. 去龋　　　　2. 去龋净

3. 涂粘结剂　　4. 光固化

5. 分层充填、光固化　　6. 充填完毕

补牙过程示意图

58. 预防蛀牙小妙招1——氟化物防龋

由于乳牙的矿化程度低，儿童是龋病的高发人群。据最新全国口腔健康流行病学调查报告显示，每10个5岁儿童中有7个患龋齿。因此，在孩子牙齿刚萌出的时候，就需要开始采取相应的措施来保护。有大量证据表明，氟离子能抑制细菌对牙齿的侵蚀，同时能有效增强牙齿的抗龋能力，对于牙齿平滑面的防龋效果尤为显著。既然氟对身体有益，那是不是用得越多越好呢？

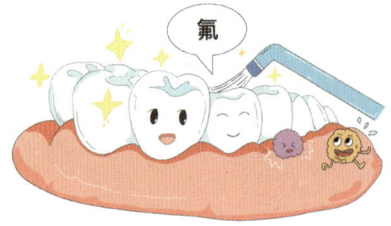

氟也是一把"双刃剑"。适宜的氟对人体有益，但如果摄入过量，就会导致氟中毒。慢性氟中毒包括氟牙症和氟骨症。因此，我们需要合理、科学地使用氟。

Q 如何用氟防龋？

氟化物防龋可以分为全身应用和局部应用。全身应用最经典的方法是调节饮水中氟化物浓度，而局部用氟主要采用含氟牙膏、含氟漱口水、含氟涂料、含氟凝胶或含氟泡沫的形式。这些形式均是将含氟物涂布于牙齿表面使其发挥作用，均能取得良好的防龋效果。含氟牙膏可在家中直接使用，含氟漱口水需要在学校医务人员的帮助和监督下使用；含氟凝胶、含氟泡沫与含氟涂料等应由专业人员进行实施，这也是学校和医院最常用的氟防龋方法。

Q 如何为孩子选含氟牙膏？

6岁以下儿童的牙膏含氟量一般在500~1 100 ppm，低于普通成人含氟牙膏的含氟量，比较安全。而6岁以上的儿童通常不会吞咽牙膏，且逐渐进入替牙期，可使用含氟量1 000 ppm以上的含氟牙膏刷牙。此外，推荐儿童每3个月至半年接受一次涂氟防龋。在涂氟后，最好2~4个小时不进食，当晚不刷牙，使氟化物能与牙面充分接触，以取得良好的效果。对儿童来说，最简单有效的用氟方法就是使用适宜剂量的含氟牙膏刷牙，同时定期由专业医生涂布氟制剂。

扫一扫二维码，观看科普视频《乳牙涂氟防龋》。

59. 预防蛀牙小妙招 2——窝沟封闭

窝沟封闭是一种预防磨牙窝沟内蛀坏的手段。每个人磨牙的咬合面都是凹凸不平的，凸起的部分称为牙尖，而凹陷的部分则称为窝沟。窝沟的深度常常比我们肉眼看到的更深。有的窝沟深度可达到 1.1 毫米，而牙刷仅能清洁到约 0.4 毫米的深度，因此窝沟较深处常常容易残存食物和细菌，久而久之就会引起蛀牙。

窝沟封闭即是用高流动性的树脂材料将窝沟填平，既避免了细菌进入裂隙，又使得牙面变得光滑易清洁，从而达到预防蛀牙的目的，就像给牙齿穿上了一件"保护衣"。

Q 哪些的牙齿适合做窝沟封闭？

只要有较深的窝沟裂隙的牙齿都适合做窝沟封闭。在牙齿刚萌出时，窝沟内较为干净，没有大量细菌和色素沉积，此时窝沟封闭的效果最好。

因此，乳磨牙在 3～4 岁，第一恒磨牙在 6～7 岁，第二恒磨牙在 11～13 岁是最适宜窝沟封闭的年龄。这些年龄段的孩子可至医院检查是否需要做窝沟封闭。

Q 孩子能承受窝沟封闭治疗吗？

窝沟封闭治疗是一种无创、无痛的治疗，不需要磨除牙体组织，只需要对牙齿表面进行适当的清洁、酸蚀和冲洗，之后涂布封闭剂即可。在患儿配合的情况下，只需 5～10 分钟即可完成一颗牙齿的窝沟封闭治疗，大部分儿童是可以接受的。

Q 窝沟封闭剂会对儿童造成伤害吗？

目前，常用的窝沟封闭剂分为树脂型和玻璃离子型两大类。这两类材料化学性质稳定，生物相容性好，已被广泛应用于口腔科的各项治疗中，是较为安全的牙科材料。近年来，为了达到更为理想的防龋效果，对于窝沟封闭剂的改良也一直在进行中，如在树脂和玻璃离子的基础上引入纳米结构、提升封闭剂的氟释放性能和抗菌性能等。这些新型窝沟封闭剂的临床应用效果还有待进一步研究证实。

扫一扫二维码，观看科普视频
《窝沟封闭》。

Q 窝沟封闭治疗的方法是什么？

窝沟封闭治疗步骤可分为六步。

- 清洁牙面：在低速手机上装好橡皮杯或小毛刷，蘸取适量清洁剂，对牙面进行刷洗。彻底清洁后，冲洗干净牙面，并用探针检查。
- 酸蚀：在隔湿后，将牙面吹干，放置适量酸蚀剂于牙面。恒牙酸蚀 20～30 秒，乳牙酸蚀 60 秒。
- 冲洗和干燥：用水枪加压冲洗牙面 10～15 秒，再次隔湿后用压缩空气吹干 15 秒。
- 涂布封闭剂：将窝沟封闭剂涂布于点隙裂沟中。
- 固化：自凝封闭剂在涂布 1～2 分钟后自行固化。光固化封闭剂需用光固化灯照射 20～30 秒。
- 检查：检查是否有遗漏的窝沟，窝沟封闭剂是否有气泡、咬合是否过高等。

Q 窝沟封闭能维持多久？

窝沟封闭剂的保留率是窝沟封闭临床疗效评价的一个重要指标。有研究表明，窝沟封闭剂 1 年保留率可达到 95%，3 年保留率可达到 93%，50% 的窝沟封闭剂在 10 年后仍可完全保留。即使窝沟封闭剂部分或完全脱落，在表面观察不到的窝沟深处，仍存在窝沟封闭剂。此外，窝沟封闭剂脱落后，重新封闭能获得更满意的防龋效果。推荐在窝沟封闭治疗后每半年至 1 年进行复查。

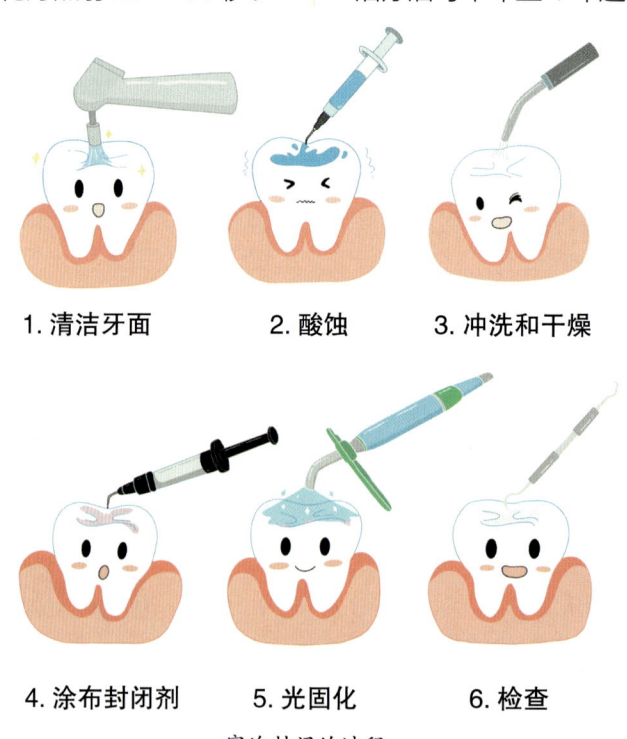

1. 清洁牙面　　2. 酸蚀　　3. 冲洗和干燥

4. 涂布封闭剂　　5. 光固化　　6. 检查

窝沟封闭的过程

60. 预防蛀牙小妙招 3——预防性树脂充填

很多家长带孩子来做窝沟封闭，医生检查后发现孩子磨牙的窝沟内已经有点发黑了，那么此时还能不能做窝沟封闭呢？在很多情况下，这些牙齿已经发生了蛀坏，不太适合单纯做窝沟封闭了。不过家长们不用着急，还有其他方法可以采用，这个方法就是预防性树脂充填。

Q 什么情况下可以做预防性树脂充填？

如果医生在检查磨牙时，用探针能勾住窝沟里的小蛀洞，或者发现窝沟有早期蛀牙的迹象（牙釉质颜色混浊或呈白垩色），就可以采用预防性树脂充填技术来治疗和预防蛀牙。

Q 预防性树脂充填怎么做？

预防性树脂充填是将补牙和窝沟封闭合二为一的预防性治疗措施。即对窝沟内发生的小蛀洞或可疑蛀洞进行蛀牙修补，再把剩余未蛀坏的窝沟进行窝沟封闭。

Q 预防性树脂充填安全吗？

预防性树脂充填的优点在于它能有效修补已有蛀洞并预防剩余窝沟产生蛀牙，还能尽可能多地保留牙齿的健康组织。预防性树脂充填的概念在 1977 年首次由国外的医生提出。经过几十年的临床研究和观察，它的治疗有效性已经得到了充分的验证。和窝沟封闭一样，预防性树脂充填也有良好的预防蛀牙效果。而具体采用哪种治疗，还是得听取专业医生的建议。家长们可以定期（每 3 ~ 6 个月）带孩子去医院检查牙齿，发现问题及时治疗。

牙医小贴士

预防性树脂充填必须要有部分健康的窝沟才能实施。如果所有窝沟都已蛀坏，已看不到正常的窝沟形态，那就只能做补牙治疗了。

扫一扫二维码，观看科普视频《预防性树脂充填》。

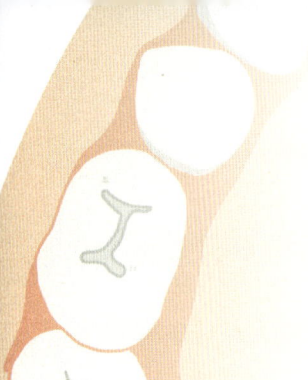

第九章
牙髓炎及根尖周炎

61. 孩子牙痛怎么办

孩子牙痛，吃不下睡不着，往往让家长心急如焚，不知怎么办才好。其实孩子觉得牙齿痛，最主要的原因还是蛀牙引起的。在蛀牙发展的过程中，产生的疼痛会有一些特征。

蛀牙早期阶段——酸甜刺激痛

在蛀牙的早期阶段，牙齿的缺损尚在牙釉质或牙本质的浅层，这时孩子往往不会有任何感觉。而当蛀牙进一步发展，蛀到牙本质中层的时候，有一些敏感的孩子就会出现牙痛的症状了。这类牙痛往往发生在吃甜食的时候，而吃其他食物时则不会有明显感觉。此时，家长应该尽快带孩子前往医院检查，并进行补牙治疗。

蛀牙后期阶段——冷热刺激痛

如果没有及时治疗，蛀牙就会进一步向牙本质深层发展。这时，孩子会在吃冷、热食物时有疼痛感，医生常常称这类疼痛为"冷热刺激痛"。出现冷热刺激痛时，往往表明蛀牙已经影响到了"牙神经"。这类疼痛持续的时间越长，就表明对"牙神经"的影响越大，其坏死的可能性也越高。这种情况更需要及时就医。医生会根据蛀牙的实际深度决定做补牙或"抽牙神经"的治疗。

"牙神经"、牙根发炎——夜间痛、咬合痛

如果错过了这个治疗时机，那么蛀牙就会继续侵犯"牙神经"，引起"牙神经"的发炎。这时，孩子往往会出现夜里疼痛加重的情况，临床上称为夜间痛。更有甚者，炎症向牙根周围扩散，就会引起明显的咬物疼痛，临床上也称为咬合痛。这两类疼痛出现时，一般比较剧烈，孩子常常会出现吃不下饭、睡不着觉的情况。出现这两种疼痛时，往往表明"牙神经"已经坏死，保守的补牙治疗已经无法解决牙痛的问题了，而需要做"抽牙神经"治疗，也就是根管治疗。如果炎症严重，"抽牙神经"无法完全消除炎症，还有可能需要拔牙治疗。当孩子出现咬合痛，并伴有明显的牙龈、面部肿胀时，医生还会给予口服消炎药或输液治疗，促进炎症的消退。

扫一扫二维码，观看科普视频《儿童牙疼怎么办》。

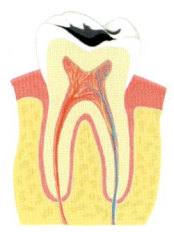 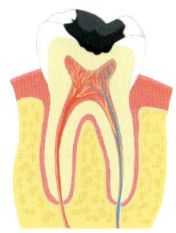 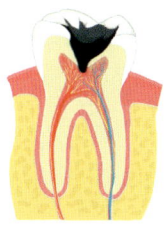 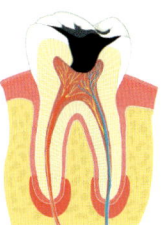

浅龋、中龋、深龋、牙髓炎及根尖周炎的剖面示意图

牙医小贴士

由于孩子的神经系统发育尚不完善，表达能力也有限，所以有时孩子表述的疼痛症状并不典型。家长需要定期带孩子进行口腔检查，对蛀牙早发现、早治疗。如果孩子的牙齿有明显不适，也应尽快就诊，避免蛀牙进一步发展，引发剧烈的疼痛。

62. 孩子牙龈上"长脓包"是怎么回事

家长经常带着孩子就诊，询问医生："孩子的牙龈上反复长溃疡，且时好时坏，怎么办？"其实这不是溃疡，也不是"上火"，而是牙根发炎了。

乳牙与恒牙均由牙冠与牙根组成，牙根深埋于牙槽骨中，牙槽骨外覆盖牙龈。牙齿中间为中空结构，空管内有"牙神经"及血管，为牙齿提供营养物质，以及与牙槽骨连通。

Q "脓包"是什么？

当牙齿遭遇外伤损伤"牙神经"，或者严重的蛀牙未及时治疗时，细菌等感染物质会感染"牙神经"，引起"牙神经"发炎。若还没有及时治疗，感染物质会通过神经血管进一步扩散，进而感染牙根周围的牙槽骨。当牙槽骨被破坏到一定程度，突破牙槽骨边界，会形成一个以牙根为中心的感染牙槽骨的通道，突破牙龈。感染物质聚集到一定程度形成脓液，感染中心压力增大，脓液会顺着牙槽骨通道到达牙龈下方，形成脓肿，即"脓包"。当"脓包"破溃，自发形成排脓通道，则形成瘘管。瘘管可长期存在，经常被误以为"溃疡"或者"上火"而耽误最佳治疗时机。

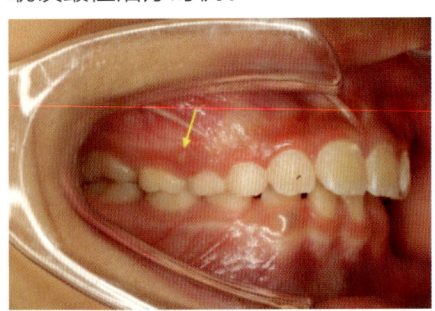

牙龈瘘管

Q 该如何处理"脓包"？

治疗"脓包"的方案要根据根尖炎症严重程度、乳牙牙根及继承恒牙胚的状况来决定做根管治疗，或者直接拔除后间隙维持。

乳牙的牙根下方一般会有发育中的恒牙胚，若乳牙根尖炎症不能得到及时有效控制，感染物质向牙根方扩散可能会影响恒牙胚的发育及萌出，更为严重者可能出现根尖囊肿等不良后果。因此，家长若发现孩子牙龈上"起脓包"，应及时去专业的口腔诊疗机构就诊，避免因贻误治疗时机，对儿童的口腔颌面发育造成影响。

扫一扫二维码，观看科普视频《孩子牙龈上"长脓包"是怎么回事》。

63. 乳牙"牙神经"发炎怎么治

孩子蛀牙拖了一段时间没去治疗，再去医院检查时，医生告知可能已经蛀到"牙神经"了。家长一听，如临大敌。其实，家长们不必过分担忧。针对这样的情况，医生在治疗前会全面评估乳牙"牙神经"的状态、恒牙胚情况、孩子的全身情况和配合程度，并选择恰当的治疗方法。

保留"牙神经"的方法

对于"牙神经"状态基本正常的患牙，我们可以采用保留"牙神经"的方法，又称为活髓保存治疗。在一些无法准确判断"牙神经"状态的情况下，医生可能会对蛀牙进行临时性充填，观察1~3个月，如"牙神经"仍没有明显症状，就可以行活髓保存治疗。

保留"牙神经"的方法根据其保留的程度，分为间接牙髓治疗、直接盖髓治疗和活髓切断术。其中，间接牙髓治疗是一种完全保留"牙神经"的方法。对于还没有"牙神经"暴露且无明显症状的患牙，为了避免牙髓暴露，医生在去龋过程中会选择性地保留洞底部分蛀坏的牙本质，并在上面覆盖一层促进其修复的材料，再作严密的充填。而对于"牙神经"已经暴露的患牙，医生将根据其露髓原因、穿髓孔大小、出血情况等，选择直接盖髓治疗或活髓切断术。直接盖髓治疗指的是直接将保护"牙神经"的材料覆盖在牙髓上，而活髓切断术则需要切断部分受感染的牙髓。

摘除"牙神经"的方法——根管治疗

如果"牙神经"的炎症已经蔓延到根髓或"牙神经"已经全部坏死，那么就无法保留，需要采用牙髓摘除术，即根管治疗。乳牙的根管治疗与恒牙有些许不同：由于乳牙的根管系统复杂，因此会用各类冲洗液冲洗根管进行消毒预备。目前常用的冲洗液有3%过氧化氢溶液、1%~3%次氯酸钠溶液、生理盐水等；由于乳牙在替换时牙根会生理性吸收，因此根管充填所用的材料也是可吸收的，在换牙时不需要再取出。

> **牙医小贴士**
>
> 乳牙"牙神经"发炎的治疗方法多种多样，不同方法有自己的适宜使用情况。医生在临床操作中会根据患牙的具体情况采用合适的治疗，以期获得最好的远期疗效。

64. 乳牙牙根发炎怎么治

乳牙蛀牙引发的牙髓炎症、外伤、牙齿发育异常等原因都可能导致乳牙牙根发炎。那么，乳牙牙根发炎要怎么治疗呢？

在明确乳牙牙根发炎的诊断后，医生首先会根据病史、临床检查和X线片检查结果判断患牙是否具有保留价值。对于牙冠缺损过多、牙根吸收明显、牙根炎症范围大的患牙，治疗的远期效果不佳，医生可能会建议拔除，并根据具体情况作间隙保持。

而对于具有保留价值的乳牙，可以通过摘除感染坏死的"牙神经"的方式来消除炎症，保留患牙。这种治疗方式叫作根管治疗术，俗称"抽牙神经"治疗。初闻这个治疗方法，家长们可能会很担心。

Q 乳牙根管治疗安全吗？

首先来简单了解一下乳牙根管治疗术的过程。起初医生会像补牙一样，磨除部分牙齿，从而打开牙髓腔，再用器械和冲洗液对牙根内进行清理，去除根管内的坏死牙髓和感染物质，然后用根管充填材料将根管充填起来，最后一层层将牙齿缺损的部分修补起来，恢复牙齿的外形。

在这个过程中，需要用到很多细小的器械，因此医生可能会用一块橡皮布在口内做遮挡，避免孩子误吞误吸。乳牙的根管治疗去除的仅是乳牙内坏死的神经，并不会对牙齿周围的神经有所损伤。因此，在孩子配合的情况下，这是一种非常安全的治疗方法。

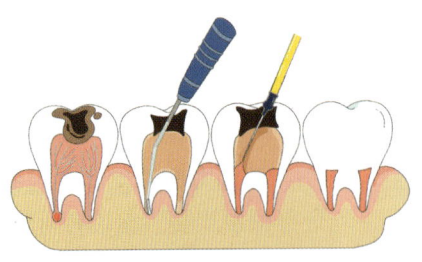

乳牙根管治疗示意图

Q 乳牙根管治疗会不会很痛？

由于乳牙的根管系统复杂，牙髓血运丰富，所以即使牙根已经发炎，但根管内还可能有部分"半死不活"的牙髓组织。在治疗过程中，这些"奄奄一息"的牙髓组织可能会引起疼痛。不过家长们别担心，这种情况下医生会在治疗前在牙齿周围注射适量的麻醉药，这样治疗过程就基本无痛了。

Q 根管治疗后牙齿会不会变脆？

"牙神经"对于牙齿有一定的营养功能，加上蛀牙对牙齿结构造成了破坏，因此，在根管治疗后牙齿的承受力的确会有所降低。但一般情况下，儿童的咀嚼力不会很强，且很少吃特别坚硬的食物，因此影响不大。对于缺损比较多的牙齿，医生会建议在根管治疗后为乳磨牙套一个金属牙套，这就相当于为牙齿穿上了一副金属铠甲，既恢复了牙齿的外形，也能很好地避免牙齿折裂。

Q 乳牙根管治疗会不会对以后换牙有影响？

不管是乳牙还是恒牙，每颗牙的"牙神经"都是独立分开的。而乳牙的根管治疗只去除了乳牙根管内的"牙神经"，待恒牙新萌出后，会有自己的"牙神经"。此外，在乳牙根管充填时使用的糊剂也是可吸收的，在换牙时会同乳牙牙根一起吸收，不会影响恒牙生长。

牙医小贴士

乳牙的根管治疗术是保留牙根发炎的乳牙最后的治疗手段，有利于乳恒牙的正常替换，目前在临床上已得到了广泛的应用，是一种非常安全的治疗方法。

65. 反正乳牙要替换，可以不治疗吗

很多家长在发现孩子的乳牙被蛀或发炎之后，会咨询身边的亲朋好友，这时候，往往会有一些人说："乳牙不用管，等换牙就好了！"那么，乳牙坏了真的可以不用治疗吗？

乳牙的功能

乳牙是婴幼儿期和学龄期咀嚼器官的重要组成部分，而且对儿童的生长发育、正常恒牙列的形成等都有重要的作用。

健康的乳牙能发挥良好的咀嚼功能，有助于多种类食物的摄入和消化，而且，咀嚼产生的功能性刺激可以促进颌面部的正常发育。

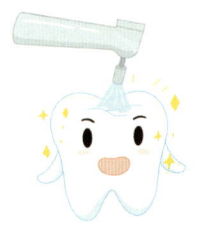

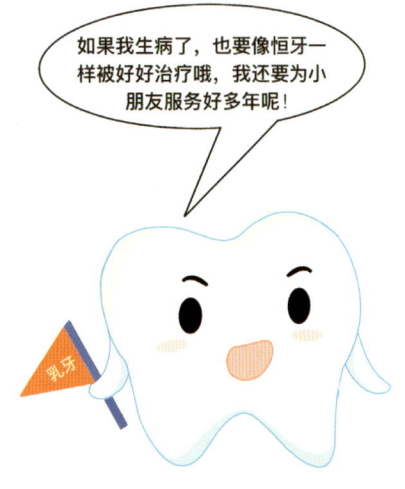

乳牙也很重要，要好好保护

乳牙坏了的不良影响

如果乳牙蛀了或发炎了却不及时处理，可能会造成一系列不良影响。

- **疼痛肿胀**：乳牙龋坏严重时造成的疼痛往往让孩子吃不好、睡不好，这个时候再去做治疗往往需要"抽牙神经"，即根管治疗，而很多年纪比较小的小朋友是很难配合完成治疗的，家长们面对牙痛又不愿配合的孩子是又着急又心疼。
- **影响恒牙胚发育**：当蛀牙进一步发展成根尖周炎，还可能影响恒牙胚的发育，使恒牙釉质发育不全，这样的恒牙一萌出就是颜色斑驳甚至表面有缺损的，而且更容易蛀牙。
- **影响生长发育**：如果孩子口内蛀牙数目很多且蛀牙都比较深会导致食物嵌塞、进食疼痛，咀嚼功能下降影响营养摄入，从而对孩子的生长发育造成不良影响。
- 有的孩子因为一侧蛀牙疼痛，会形成用另一侧咀嚼的习惯，时间长了会造成咬合紊乱，牙颌面畸形，以及颞下颌关节紊乱等多种问题，而这些问题解决起来比蛀牙棘手得多。
- **影响恒牙排列**：乳牙的正常存留可以帮助预留恒牙需要的间隙，而且对恒牙的萌出有一定诱导作用。如果乳牙相邻的面发生蛀牙，相邻牙齿可能会占据其一部分间隙，导致继承恒牙间隙不足，萌出位置异常。如果乳牙因为严重的蛀牙、外伤等因素提前丧失，可能导致继承恒牙萌出位置、时间异常，从而造成恒牙排列不整齐。
- **影响心理健康**：乳牙是孩子颜面美观的必要组成部分，如果孩子满口蛀牙，或者乳牙过早缺失，可能会产生自卑情绪，不利于身心健康。

> **牙医小贴士**
>
> 乳牙如果坏了一定要尽早治疗，不能听信"乳牙不用治"这种错误观点，帮助孩子们保住一口健康、漂亮的牙齿。

66. 年轻恒牙活髓保存治疗

年轻恒牙指牙根未完全形成的恒牙，牙根继续发育有赖于"牙神经"，即牙髓组织。因此，当年轻恒牙的"牙神经"受损时，为了使牙根继续发育，应尽量保存年轻恒牙的活髓组织；即使不能保存全部活髓组织，也应该保存牙根部分活髓组织。以下是临床上常用的一些保存活髓的治疗方法，尤其适用于年轻恒牙。

深龋再矿化

当年轻恒牙龋洞十分靠近"牙神经"时，为了避免"牙神经"的暴露，通常会保留小部分靠近"牙神经"的龋坏，用药物覆盖，抑制龋病进展，促使"牙神经"进行保护性修复，远离龋坏区域，从而达到保存健康"牙神经"的目的，这种方法即深龋再矿化。

直接盖髓术

由于外伤或去龋时意外导致"牙神经"暴露时，在暴露点较小的情况下，可以立即冲洗暴露点，覆盖保护牙髓的药物，再充填牙齿，尝试使年轻的"牙神经"自我修复，以保存"牙神经"，这种方法即直接盖髓术。

活髓切断术

当年轻恒牙"牙神经"感染仅局限在上半部分时，通常会在麻醉状态下切除上半部分可能受到感染或已经受到感染的"牙神经"，用药物覆盖断面，来尝试保留部分健康的"牙神经"，这种方法即活髓切断术。

> **牙医小贴士**
>
> 以上介绍的年轻恒牙活髓保存方法都保留了牙根部的活髓组织，使得牙根能够进一步发育。术后孩子仍需定期复查牙髓的活力及根尖发育的程度。如果余留的牙髓发生了不可逆性炎症或坏死，则应改行其他治疗方式，完整地去除牙髓。

67. 年轻恒牙"牙神经"感染的特殊治疗方法

由于年轻恒牙的牙根发育还不完善，所以长度短，管腔粗大，管壁薄，容易折断。当"牙神经"由于龋病、牙外伤等原因全部感染而需要被全部去除时，牙根就会停止发育，这就给治疗带来了难度。所以对治疗年轻恒牙的"牙神经"感染有几种特殊的治疗方法，以促进根管治疗的完善或牙根的进一步发育甚至"牙神经"的再生。

根尖诱导成形术

根尖诱导成形术是在控制感染的基础上，将氢氧化钙制剂注射进入牙根管腔内，药物与根尖部尚有活力的组织同时作用，使牙根根尖部形成钙化屏障。常规的根尖诱导成形术包括两个阶段：第一阶段为消除感染，放置管腔内药物诱导根尖钙化屏障形成；第二阶段为使用牙胶充填根管，充填和修复牙冠。

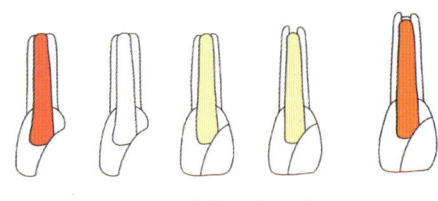

根尖诱导成形术示意图

根尖屏障术

根尖诱导成形术虽然成功率尚可，但也有其缺点，包括需要多次复诊、治疗周期长、牙根内长期的药物作用会使牙根折断风险增加等。因此，根尖屏障术应运而生。根尖屏障术是指用非手术的方法，将生物相容性材料放置到牙根管腔内的根尖部，形成一个人工的根尖止点、封闭根尖，以便日后完成永久性根管充填。

牙髓组织再生

根尖诱导成形术和根尖屏障术虽然能够控制牙根感染，但都不能促进牙根进一步发育，因此术后牙根折断的风险仍然很大。随着生物工程的发展，学者们在探索一种能够使牙髓组织再生，促进牙根继续发育的治疗方法。牙髓血运重建是牙髓组织再生的一种方法，通过刺激牙根根尖部出血，使血液充满牙根管腔内，封闭牙齿。此时牙根管腔内会慢慢形成软组织，代替原来坏死的"牙神经"，促进牙根生长，牙根管壁增厚，使其更接近健康牙根的状态。理想状态下，再生的组织与天然"牙神经"结构相近，但目前这种治疗方法仍处于探索阶段。

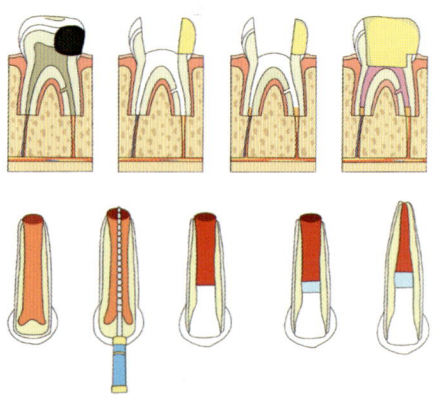

根尖屏障术、血运重建术示意图

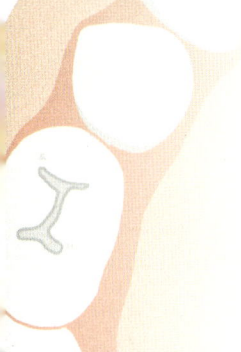

第十章
牙周病与黏膜病

68. 什么是鹅口疮

鹅口疮，专业名称为急性假膜型念珠菌口炎，是一种由白色念珠菌感染而引起的口腔黏膜炎症，在1岁左右的幼儿或抵抗力低下的儿童中较为多见，又名雪口病。

Q 鹅口疮的临床表现有哪些？

患儿的颊黏膜、嘴唇内侧、上颚等部位会出现白色或灰白色的乳凝块状物，形状像补丁，又类似奶渍。但奶渍可以很容易用棉签擦掉，而要擦掉鹅口疮则需要费点力气，且强行擦去白色斑膜后会呈现红色创面，过不久后白色斑膜又会重新长回来。

在长了鹅口疮后，大多数孩子最初可能并没有症状或只有轻微的不适，但如果不好好控制，感染面积继续扩大，孩子可能就会感到疼痛，进而出现进食和吞咽困难、哭闹激惹等表现，严重时甚至可能引发肺念珠菌病，出现呼吸困难，甚至导致败血症等。

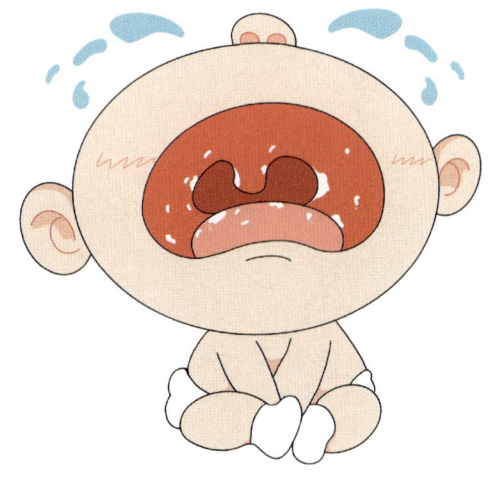

鹅口疮的表现

Q 鹅口疮的病因是什么？

如果孕妇有白色念珠菌阴道炎症没有及时治疗，那么在生产时孩子就有可能被感染。此外，孩子如果患有慢性腹泻，或长期使用广谱抗生素或肾上腺皮质激素等药物，也易感染白色念珠菌。另外，与孩子接触的物品要注意清洁，如果玩具不及时消毒、接触前后不及时洗手或喂养者贴身衣物等造成乳头不洁等环境因素也有可能引发感染。

Q 感染了鹅口疮该怎么处理？

日常要保持患儿的口腔卫生，哺乳前后用2%碳酸氢钠溶液清洁口腔，之后可用制霉菌素溶液涂口腔，每天3次，可同时服用维生素B_2和维生素C。要及时清洁妈妈的乳房，哺乳前记得洗手，哺乳后要消毒奶瓶，这样可以减少细菌进入孩子的口腔，避免细菌感染加重口腔疾病。做好相应的清洁和消毒，鹅口疮一般可以自愈。

Q 如何预防鹅口疮？

孕妇要注意围生期保健，如有阴道霉菌病要积极规范治疗。应减少探视新生儿，接触孩子前后应洗净双手。哺乳前要注意清洁，贴身衣物应勤换勤洗。保持孩子口腔清洁，餐具及玩具等清洁后煮沸或烘干消毒。提倡母乳喂养，给予孩子天然的抵抗力，建立良好的防御屏障。

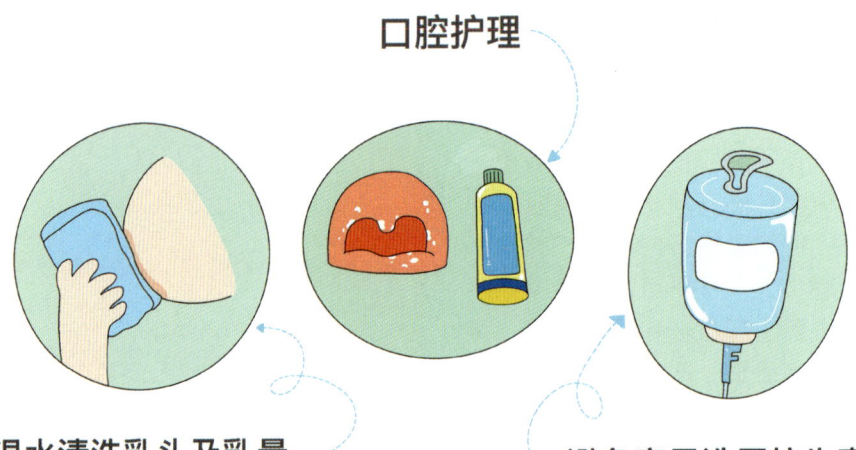

鹅口疮的处理

69. 嘴里长小疱是怎么回事

孩子出现发热、嘴里长小疱、牙龈肿痛、食欲不振等症状，可能是得了因病毒感染引起的疱疹性龈口炎。

Q 什么是疱疹性龈口炎？

疱疹性龈口炎是一种由单纯疱疹病毒感染引起的急性感染性炎症，分为原发性和复发性两种。原发性疱疹性龈口炎多见于6岁以下孩子，特别是6月龄至2岁，具有传染性。

疱疹性龈口炎发作前，孩子常有发热、头痛等全身症状。1～3天后，口腔内，尤其是后牙区的上腭及牙龈上会出现成簇的小水疱，每个约针头大小。由于小水疱壁薄透明易溃破，所以有时家长并没有发现孩子口腔内明显的水疱，而是看到了破溃后形成的不规则糜烂面或溃疡。发生糜烂和溃疡处会有明显疼痛，发病时孩子还可能出现拒食、流口水和烦躁等情况。

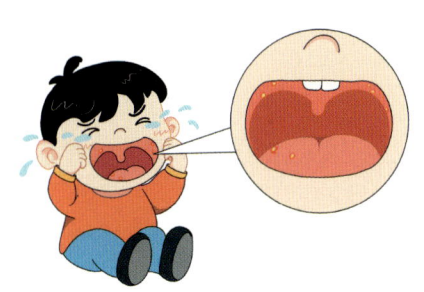

疱疹性龈口炎的表现

Q 疱疹性龈口炎应如何处理？

疱疹性龈口炎会随着身体产生抗体而自行缓解。即使不做任何处理，7～10天后糜烂或溃疡面也会逐渐缩小、愈合，且愈合后不会留下瘢痕，所以家长们不必过分担忧。在患病期间家长应注意保证患儿充分休息，饮食上应多吃富含维生素B、C和营养价值高、易消化的食物。如患儿进食困难，也可行静脉输液治疗。如症状严重，也可以遵医嘱使用一些抗病毒药物，常用的抗单纯疱疹病毒的治疗药物有阿昔洛韦、伐昔洛韦等。同时口腔内还可局部用氯己定溶液、阿昔洛韦软膏等达到消炎、止痛、促进愈合的效果。

Q 疱疹性龈口炎如何传播？

主要通过飞沫、唾液或疱疹液的直接接触传播，也可以通过食具和衣物的间接传染。因此，建议家长们要特别注意孩子的手卫生及日常用品的消毒清洁。

> **牙医小贴士**
>
> 疱疹性龈口炎有一定传染性，如果在托儿所及幼儿园等儿童聚集场所出现本病，要做好消毒隔离工作，避免交叉感染。

70. 长新牙时为什么会感到疼痛

孩子在长新牙时，尤其是第一恒磨牙萌出时常常会出现暂时性的牙龈发炎症状。此时，牙冠周围的牙龈组织会充血红肿，孩子在进食时会感到疼痛，极少数还会出现一些全身症状，如发热、乏力、淋巴结肿大等。但家长不必过于担心，因为随着牙齿的萌出炎症会渐渐自愈。这种疾病称之为萌出性龈炎。

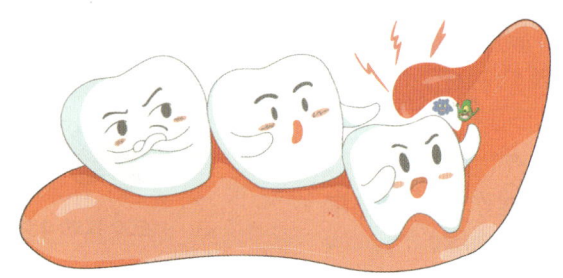

萌出性龈炎

Q 为什么会出现萌出性龈炎呢？

在牙齿完全萌出以前，尚有部分残留的牙龈覆盖于牙面。孩子在咀嚼时很容易咬伤这部分牙龈，造成感染。也有一些孩子会因出牙不适，用手指或玩具摩擦牙龈，造成擦伤，引发炎症。此外，正在萌出的牙冠与残留的牙龈之间会产生一个间隙，称之为"龈袋"。进食后，如果没有及时清理"龈袋"内的细菌和食物残渣，也会引起萌出性龈炎。

Q 什么是萌出性囊肿？

有些孩子在牙齿萌出时，牙龈会呈现青紫色肿胀，这也是一种萌出性龈炎的表现，即萌出性囊肿。通常这种现象会随着牙齿萌出自行消失，少数情况下会出现久不消褪、牙齿迟迟不萌出的现象。如果萌出性囊肿导致牙齿萌出受阻，可到医院进行手术去除部分龈组织，使牙冠外露，牙齿就可以正常萌出了。萌出性囊肿在乳、恒牙萌出时都有可能见到，家长们可以多加留意。

Q 萌出性龈炎该如何应对？

家长们可以告诉孩子长新牙期间有些牙龈不适是正常现象，切莫反复摩擦牙龈。只要平时勤刷牙、勤漱口，不要吃过于坚硬的食物，就可以平稳度过这段时期了。如果牙龈肿痛明显，可以用双氧水或生理盐水冲洗"龈袋"，促进炎症消退。如果孩子还出现了发热、面部肿胀、淋巴结肿大等症状，就需要及时就医，遵医嘱服用抗生素进行治疗。

71. 青春期牙龈红肿是发炎了吗

Q 什么是青春期龈炎？

青春期龈炎，顾名思义就是受青春期内分泌变化的影响，发生于青少年的一种牙龈炎症，是最常见的口腔疾病之一，其患病率高达70%左右。女孩一般在11～13岁，男孩一般在15、16岁后好发。

Q 青春期龈炎的表现是什么？

青春期龈炎典型的症状有牙龈红肿、肥大，刷牙及咬硬物时易出血、口臭，且易复发。部分孩子因牙龈肿胀出现咀嚼困难，口臭也可能引起自卑心理，导致社交障碍。此外，还可能并发牙周炎，若不及时干预，随年龄的增长还可能发展为慢性牙周炎，引起牙槽骨吸收、牙齿松动脱落等严重后果。

Q 青春期龈炎常见病因有哪些？

最主要的病因是牙菌斑、牙结石等局部刺激因素。青少年多处于换牙阶段，牙齿排列不齐或正畸治疗佩戴矫治器等会导致口腔清洁的难度增加；部分青少年还有张口呼吸等口腔不良习惯，更容易造成牙菌斑、软垢、牙结石等在牙齿表面堆积，从而诱发牙龈炎症。

青春期性激素水平的变化也会使得牙龈组织对菌斑等局部刺激因素的炎症反应增强，或令原来的慢性炎症反应加重。

需要注意的是，菌斑的堆积是发生炎症的前提，如果口腔卫生维护良好，牙面细菌很少，单纯的激素作用是不会导致炎症的。

Q 如何预防青春期龈炎？

要养成良好的口腔卫生习惯，每天早晚两次用改良巴氏刷牙法有效刷牙，每天使用牙线清洁牙间隙至少一次。正在戴固定矫治器进行正畸治疗的青少年还需要使用冲牙器、牙缝刷等辅助清洁，每半年或一年进行一次牙周洁治。此外，如果有张口呼吸等不良口腔习惯、牙列不齐等咬合问题或上唇系带过低等口腔问题，也要及时纠正或进行口腔治疗。

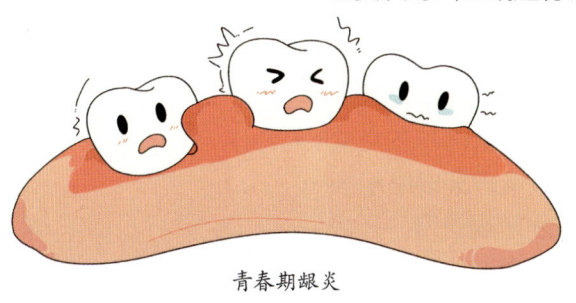

青春期龈炎

72. 孩子常见的牙周疾病该如何预防

孩子最常见的牙周疾病主要是牙龈炎和牙周炎，牙龈炎主要表现为牙齿颈部的牙龈红肿、刷牙出血等。而牙周炎在此基础上还可能出现牙龈萎缩、牙齿松动等症状。那么，我们该如何预防这类牙周疾病呢？

注意口腔清洁

牙龈炎和牙周炎最主要的病因是菌斑。因此，有效控制菌斑是牙周疾病最有效的预防方法。家长们需要监督孩子进行严格的口腔自我保健。刷牙是自我清除菌斑的主要方法，每天早晚各一次，儿童推荐使用圆弧刷牙法或改良巴氏刷牙法，每次刷牙时间不少于2分钟。

由于刷牙时刷毛难以刷到牙缝，需要使用其他措施清除牙齿邻面的菌斑，牙间隙清洁工具包括牙线、牙缝刷和水牙线等，能清除大部分牙齿的邻面菌斑，对于减少牙齿邻面龋坏和牙结石形成非常有效。

另外，在一些特殊情况下，孩子也可在医生指导下使用漱口水来辅助清除食物残渣和菌斑。

避免咬合创伤

咬合创伤也会引起或加重牙周炎症。例如部分孩子前牙替换期间出现个别前牙反𬌗，这种不正常的咬合关系会导致下前牙牙周组织损伤，表现为下前牙牙龈退缩、牙齿松动。此时应尽早通过早期矫治解除反𬌗。反𬌗解除后，如果做好局部清洁、菌斑控制，下前牙的牙周破坏可得到修复。

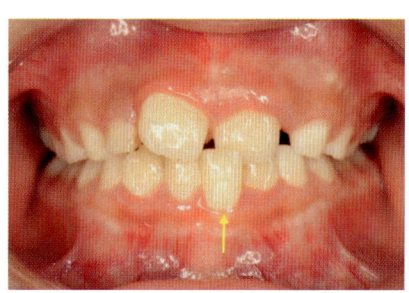

咬合创伤引起牙龈退缩

去除局部刺激

有时，局部刺激如食物嵌塞、不良充填物等也会引起牙龈局部的炎症。因此，应及时就医处理孩子口内被蛀坏的牙齿或不良的充填物，避免牙龈炎症反复发作。

73. 口腔溃疡反复发作，如何是好

Q 反复发作的口腔溃疡是什么？

口腔溃疡，可以理解为口腔黏膜"破皮"了，常发生在颊黏膜、唇内侧、舌侧缘、舌腹、软腭等部位。反复出现的口腔溃疡在医学上被称为复发性阿弗他溃疡，也被称为复发性口腔溃疡。口腔溃疡的病因复杂，尚不明确，目前多公认为与免疫因素、遗传因素、环境因素、精神压力、局部创伤等有关。

复发性阿弗他溃疡的症状与类型

复发性阿弗他溃疡是最常见的口腔黏膜病，具有"黄、红、凹、痛"的特征：表面覆盖黄色假膜，周围有红晕带，中央凹陷，疼痛明显。这类口腔溃疡经常反复发作，发作时间间隔长短不一，且具有不治自愈的自限性，根据临床特征可分为以下三种类型。

- **轻型**：最常见，溃疡的大小中等，直径为 2～4 毫米，单次发作数量在 10 个以内，呈圆形或椭圆形，边界清楚，愈合后不留瘢痕。
- **重型**：常单个发生，大而深，形状像"弹坑"。溃疡直径可达 30 毫米，深度可达黏膜下层或肌层。此类溃疡好发于青春期，疼痛较明显，愈合后可能会留下瘢痕。患儿常伴有低热、乏力、病损局部淋巴结肿痛等全身不适症状。
- **疱疹样型**：小且多，直径约 2 毫米，单次发作数量超过 10 个，散在分布如"满天星"，邻近溃疡常融合成片。此类溃疡疼痛程度最重，并可伴有头痛、低热等全身不适症状。

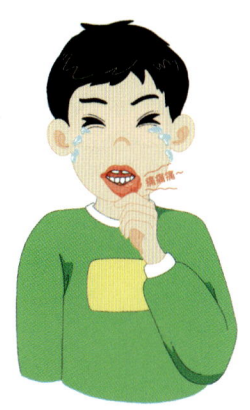

复发性阿弗他溃疡的处理方式

若溃疡偶发，每次 1～2 个，且能在 2 周内自愈，可暂不就诊；若溃疡超过 2 周未愈合，或频繁发作，数目多，溃疡面深大，或伴有其他全身症状，建议至口腔科就诊。

口腔溃疡多为局部用药，目的是减轻疼痛、促进愈合。常用药物包括氯己定含漱液，口腔溃疡散剂、糊剂、喷剂、贴片、凝胶等。如病情严重，也可配合全身用药，常用药物包括糖皮质激素、免疫抑制剂、免疫调节剂、B 族维生素、维生素 C、维生素 E 等。

局部刺激导致的创伤性溃疡

除了复发性阿弗他溃疡以外，创伤性溃疡也好发于孩子的口腔中。创伤性溃疡一般是由局部机械刺激和不良习惯导致。例如乳牙残根、残冠或慢性根尖周炎而根尖外露的刺激持续损伤相对应的唇舌黏膜，就会引发创伤性溃疡。

此外，因治疗需要接受口腔局部麻醉后，孩子因唇颊麻木不适而用牙反复摩擦或吸吮，也容易引起创伤性溃疡。创伤性溃疡通常面积较大，疼痛感不明显，且发作没有周期性，却与刺激密切相关。当刺激去除后，溃疡就能慢慢愈合。因此，对于孩子口腔内的残根、残冠需要及时拔除，在局部麻醉后，家长也应提醒孩子勿咬嘴唇。

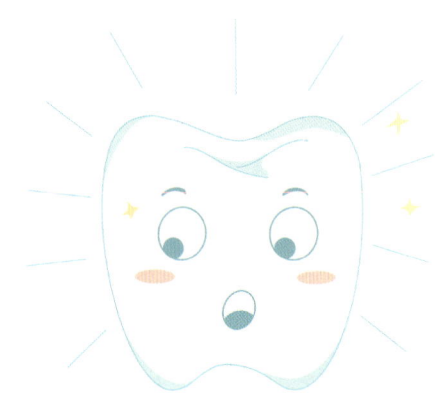

第十一章
咬合问题的应对方式

74. 孩子矫正最合适的时机是什么时候

很多孩子刚开始换牙时，新牙会有排列不整齐的情况。家长们常有疑问：什么时候带孩子去做牙齿矫正最合适呢？有些人说，孩子牙齿矫正在刚换完牙的时候（12～13岁）最合适。其实，关于孩子牙齿矫正的最佳时机，需要分情况讨论，不可"一刀切"。因此，美国正畸协会（AAO）建议，最好在孩子7岁之前，进行一次正畸检查。

乳牙"地包天"

大部分的乳牙排列问题都可以先观察，待牙齿替换后再判断是否需要矫正。但有一种乳牙排列问题是需要及时干预的，那就是"地包天"（反𬌗）。如果有反𬌗，可以在孩子有一定理解能力和配合能力的时候，一般是孩子4岁左右，及时开始治疗。

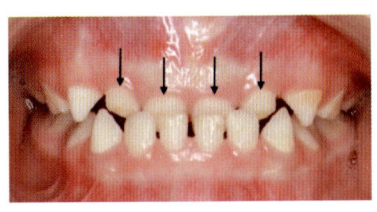

乳牙反𬌗

口腔不良习惯引发的牙列不齐

如果家长们发现孩子有一些不良的口腔习惯，如咬唇、吐舌、吮指、口呼吸等，并已经引发了一些牙齿排列问题和面型问题，那么就需要及时帮助他们纠正习惯。研究表明，孩子颌面部的生长发育在4岁左右完成60%，7岁为70%，而12岁则达到90%。也就是说，等孩子全部换完牙齿（12～13岁）再进行不良习惯的干预，常常为时已晚，孩子的面型很有可能已发生了不可逆转的改变。

因此，在孩子换牙的阶段（6～12岁），家长们就应该重点关注，如孩子的不良口腔习惯无法自行纠正，那么就应该尽早带他们就医，通过早期的矫正可以帮助他们戒除不良习惯，使牙齿和颌骨朝着正常的方向生长，避免引发严重的咬合问题和颌骨畸形。

牙齿拥挤、错位

孩子换牙期间轻微的拥挤错位有自行调整的可能，因此单纯的牙齿拥挤错位等问题，可以等换完牙之后再进行矫正。家长可以定期带孩子去专业的矫正医生处进行检查，听取有针对性的专业意见。

颌骨发育畸形

有些严重的颌骨发育畸形的孩子必须等到18周岁以后才可以进行牙齿矫正，这是因为颌骨是牙齿排列的基础。如果在异常的颌骨位置基础上矫正牙齿，可能会使牙齿越"矫"越"歪"。而颌骨的发育需要等到18周岁后才能完全"定型"。

等孩子成年后，先纠正颌骨的位置，再矫正牙齿。过早干预牙齿不仅是"无用功"，甚至可能会适得其反。

> **牙医小贴士**
>
> 生长发育高峰期通常是矫正牙齿的"黄金时期"，此时期孩子的牙齿移动和牙槽骨改建的速度都相对较快。但如果孩子错过了这一时期，家长们也莫要懊恼。等孩子长大后依然可以做牙齿矫正，虽然治疗周期可能稍微延长，但由于孩子的理解力与配合程度增强，可能也会使治疗过程更为顺畅。

75. 如何纠正口腔不良习惯

常见的口腔不良习惯有吮指习惯、舌习惯、唇习惯、偏侧咀嚼习惯、咬物习惯等。这些习惯在婴幼儿时期属于正常的神经反射，在2～3岁以前均可视为正常生理活动，4～6岁后会逐渐消失，如果持续出现便可视为不良习惯。家长发现后应当及时提醒孩子纠正。一些顽固的口腔不良习惯还可能需要配合习惯破除器来加以纠正。

此外，一些口腔不良习惯可能还会造成口周肌肉功能紊乱，使得这些不良习惯难以改变。因此，在医生的指导下进行相应的肌功能训练也是帮助孩子戒除口腔不良习惯的重要一环。

吮指习惯

长期有吮指习惯的孩子的手指上常常可见有茧，手指也会有弯曲等现象，这是家长判断孩子是否存在吮指习惯的一个重要标志。戒除吮指习惯可以配合使用指套、苦甲水等。如果孩子的门牙已经因此出现前突、开𬌗等情况，应及时就诊，配合使用一些内收前牙的矫治器加以纠正。

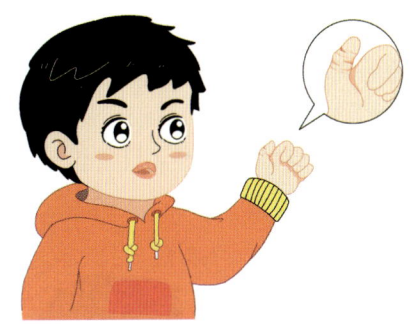

吮指习惯导致手指弯曲、有茧

舌习惯

在孩子放松、不说话、不进食的状态下，正确的舌头位置应为舌体抬起，舌尖贴在上门牙的内侧上腭上。如果孩子有长期吐舌的习惯，舌肌上抬的力量往往较弱，会使得舌体长期处于两牙之间，导致明显的前牙开𬌗。因此，对于一些无法自行戒除吐舌习惯的孩子，可以采用带腭刺的上颌活动矫治器纠正，在戒除吐舌习惯的同时可以通过训练增加舌肌上抬的力量。

常见的舌肌训练包括舌尖顶皮圈、弹舌、卷舌、口香糖摊饼训练等。如果家长觉得舌肌训练有难度，也可及时就诊，借助一些专业的口面肌功能训练器来进行锻炼。肌功能训练器通常带有"舌标"，将训练器放入口内后，孩子可以通过舔"舌标"来锻炼舌肌力量。

此外，父母还应该注意孩子是否患有慢性扁桃体炎、慢性咽炎等疾病，因为这类疾病会影响孩子的呼吸道通畅，使孩子养成不良的舌习惯。对于这类孩子来说，治疗鼻咽喉疾病、建立畅通的气道是纠正舌习惯的关键。

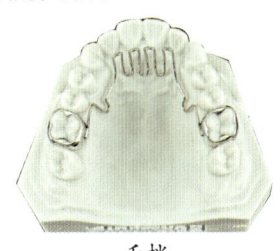

舌挡

唇习惯

咬下唇的习惯会导致上颌前牙前突，上唇肌肉无力，形成"龅牙"。而咬上唇的习惯会导致下颌前牙前突，下唇肌肉无力，形成"地包天"（反𬌗）。相应唇部的肌肉力量可以通过一些唇肌训练来加强，例如抿唇、包唇、嘴唇吃面条和拉纽扣训练等。另外，也可借助一些唇肌训练器来帮助锻炼。孩子佩戴后辅助唇肌功能训练有助于形成唇闭合的习惯。

偏侧咀嚼习惯

长期偏侧咀嚼的习惯会引起颜面部不对称,俗称"大小脸"。家长除了鼓励孩子尽量用左右双侧牙同时咀嚼外,还应该积极破除引发偏侧咀嚼的成因。例如及时就医,治疗孩子口内的蛀牙和牙周病。此外,如果有牙弓偏斜的情况,则需要及时纠正,以保证上下牙正常咬合。

76. 孩子"龅牙"怎么办

孩子"龅牙"常常表现为门牙前突、自然状态下上下嘴唇不能闭拢,微笑时露出较多牙龈,影响美观。"龅牙"的孩子多数伴有下巴后缩,表现为闭上嘴巴时周围的肌肉紧张,下唇下方与下巴之间有明显的凸起和褶皱。此外,"龅牙"孩子的牙齿往往比较拥挤,牙缝里容易藏污纳垢,很难清洁到位。

"龅牙"形成的遗传因素和环境因素

"龅牙"形成的原因包括遗传因素和环境因素。遗传因素的力量不容小觑,如果长辈有"龅牙",那么孩子大概率也会有"龅牙"。

另外,随着科技进步、时代发展,我们吃的食物越来越精细,这就使得颌骨退化,牙床变窄,但牙齿的体积和数量却没有明显变化,因此非常容易产生牙列拥挤,而"龅牙"就是拥挤的一种表现形式。鼓励孩子多进食一些有硬度的食物可以促进上下颌骨的发育,缓解"牙量骨量不调"的情况。龅牙也能得到相应的改善。

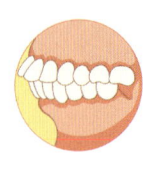
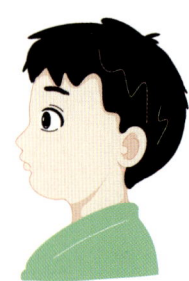

"龅牙"面容

引起"龅牙"的不良口腔习惯

有些孩子的"龅牙"形成跟口腔不良习惯有关,比如吮指、咬唇、咬物、口呼吸等,因此戒除口腔不良习惯是当务之急。口呼吸的孩子如果有鼻咽通气道的阻塞情况,那么有必要先去耳鼻喉科尝试药物或者手术治疗。

"龅牙"的影响

针对已经呈现的"龅牙"状态,孩子面容的美观会受到影响。上下前牙差距大(深覆𬌗深覆盖)致使切断食物的能力减弱,咀嚼功能也会受到一部分影响。另外,因"龅牙"而闭唇困难的孩子长期外露门牙,嘴唇和门牙比较干燥,容易出现口干、皲裂等情况。失去嘴唇这一外包软组织的保护,牙齿会容易受到外界环境的影响,活泼好动的孩子容易出现颌面部外伤,牙齿折断的风险也比较大。

"龅牙"的矫治

对于龅牙的孩子,为了口腔功能的完善、日常生活的安全及颌面部外形的美观,建议做一些早期矫治,结合个体情况适当扩弓内收门牙,加强唇肌训练,可以得到一定程度的改善,这样等到牙齿换完以后如果还需要全口矫治,那么治疗的难度会相应降低,时间也会缩短。

要想完全解决龅牙的情况,全口牙齿的矫治还是有必要的,甚至严重的骨性前突则需要在成年以后结合正颌手术才能很好地纠正。

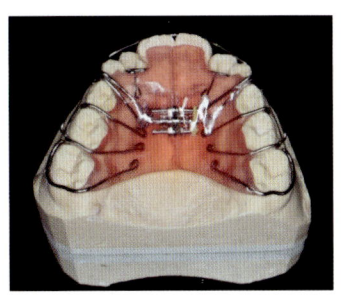

扩弓器

77. 孩子"地包天"怎么办

有一类牙齿排列不齐,不管是在乳牙列期还是替牙列期,都是需要及时发现,及时干预的。那就是"地包天"。"地包天"是反𬌗的俗称,它是指在上下牙齿咬合时,上排牙齿位于下排牙齿的内侧,多发生于前牙,在面型上多呈现为"瘪嘴"。

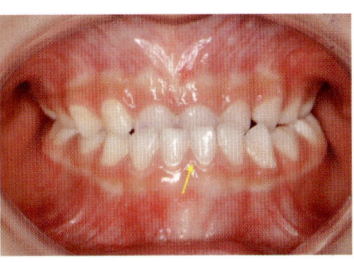

乳牙反𬌗

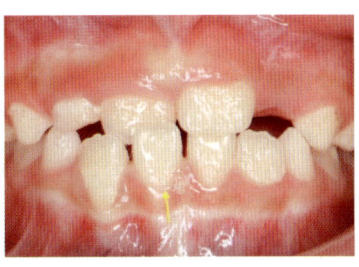

个别牙反𬌗

"地包天"产生的原因

孩子"地包天"的原因有很多，比如遗传因素、不良的喂养姿势、多数后牙龋坏等，所以家长们一定要对孩子的喂养、龋齿等情况加以关注。此外，扁桃体的肥大会引起呼吸道阻塞，孩子被迫前伸下颌以获得足够的通气，长此以往也会发展为"地包天"。因此，家长们还要关注孩子睡眠时是否有打鼾、憋气等情况，必要时到耳鼻喉科就诊。

发现"地包天"的处理方式

如果家长怀疑或发现孩子有"地包天"的情况，特别是前牙"地包天"，一定要尽早干预，因为前牙的反𬌗不仅会影响美观和咬合功能，还会造成牙齿的咬合创伤、牙齿松动、牙龈萎缩等，并影响上下颌骨的正常发育。治疗不及时可能会使原本简单的牙齿排列问题变为复杂的颌骨发育问题，影响孩子的咬合功能和颜值。"地包天"、瘪嘴脸型的治疗是一个漫长的过程，还需要长期观察随访孩子颌骨的生长发育情况，因此要求孩子和家长都要有良好的依从性，才能达到良好、稳定的治疗效果。

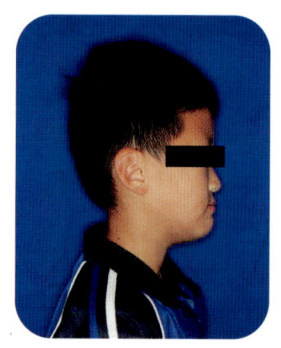

"地包天"的侧面型

扫一扫二维码，观看科普视频《儿童牙齿排列不齐怎么办》。

78. 孩子脸歪怎么办

颌面部外伤

如果是短期内的突发情况，很可能是由于颌面部外伤发生骨折移位，一部分可以保守治疗，严重的话就要及时进行手术复位。

颌面部炎症

还有一些病理性因素，如单侧腮腺炎、颌面部间隙感染等情况，孩子一边的脸会明显肿大，伴随局部皮温升高、皮肤光亮紧绷、触压疼痛等表现。那么就要适当用药甚至切排引流，在得到合适的治疗以后会比较快恢复。

长期病变

有一些长期的脸歪可能与先天性疾病导致颌骨病变、颌骨或颞下颌关节相应的病变有关。由于上下颌骨是牙齿的"地基"，当"地基"不正时，咬合关系也会发生紊乱。这类脸歪可能需要长期的关注。有些孩子可以在生长发育高峰期进行干预，通过牵张成骨和牙齿矫正来尽量恢复面部的对称性。有些孩子则需要等到成年后再进行颌面部的外科治疗，如正颌手术、轮廓修整或者软组织充填等。

偏颌畸形

但有些偏侧的牙弓发育过度或不足，以及部分牙列的锁𬌗、反𬌗等畸形需要及早发现并纠正才能阻止"大小脸"继续发展。而双侧颌骨不对称或颏部偏斜则需要等到孩子成年后通过正颌手术（颏成形）或正畸－正颌联合治疗才能纠正。

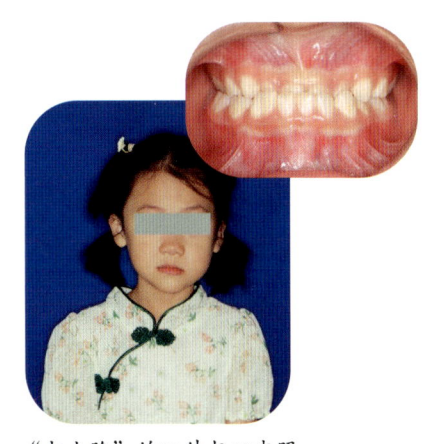

"大小脸"的口外与口内照

不良习惯

孩子如果平时长时间使用同一边咀嚼、长期往同一边侧躺睡觉，那么面部也会出现偏斜。对于这些孩子，调整咀嚼关系、纠正睡眠习惯可以起到一定的辅助改善效果。如果孩子的一边牙齿有比较严重的蛀牙或者牙周问题，则需要进行针对性治疗，以保证双边的牙列、骨骼肌肉均衡发育。

> **牙医小贴士**
>
> 在孩子生长发育的过程中，需要定期进行体格检查。如果发现左右面部不对称，则需要及时就医明确病因，根据病因和症状的严重程度尽早确定治疗方案，防止后期产生颌骨发育不良或是功能障碍。

79. 牙齿埋在骨头里长不出怎么办

埋伏牙形成的原因

已过萌出期,却仍埋在骨头里未能"问世"的牙齿,称为埋伏牙。牙齿埋伏的原因可能是因为初始牙胚的位置不正确,导致牙齿无法自行找到合适的萌出位置;或是因为乳牙提前掉了,邻近的牙齿向牙齿缺失处倾斜,将恒牙的萌出空间占据了;抑或是由于颌骨的炎症或损伤间接导致了牙齿完全被骨质包裹,难以萌出。

家长如果发现孩子有牙齿没有按时萌出,担心是否存在埋伏牙的情况,可以带孩子去口腔科做检查。医生会根据孩子口腔内的情况,并结合X线片来判断是否存在埋伏牙。

Q 埋伏牙该如何处理?

医生会根据埋伏牙的保留价值做相应处理。形态正常、有望正常行使功能的牙齿医生会选择尽可能保留。保留的方式就是将其"牵引"出来,再纳入牙弓中排齐。在"牵引"前,首先通过外科手术切开牙龈,去除骨质,暴露埋伏的牙冠。然后在埋伏牙上粘接一个"小钩子",再借助橡皮筋对其进行拖拽。在每次复诊时,医生会对施力的大小和方向进行调整,使其逐步移动至正常的位置并发挥相应的功能。如果埋伏牙因在颌骨中长期受到挤压而发生了牙根吸收或疼痛的症状,医生可以对其先做治疗(如牙髓治疗、截根术、半切除术等),等情况稳定后再作"牵引"。

如果埋伏牙的保留价值不高,医生则会建议进行拔除治疗,以去除埋伏牙在颌骨内发炎的隐患。

Q 埋伏牙可以不处理吗?

牙齿埋在骨头里,有时候可能没有明显的症状(如疼痛、肿胀等),甚至有些埋伏牙终身不会"作祟"。但是,埋伏牙通常意味着牙齿数目异常,会带来一系列牙齿排列问题。此外,有些埋伏牙长久存在还会影响邻近的正常牙齿,造成牙根吸收等问题。因此,一旦发现有埋伏牙的存在,我们还是应该积极处理,避免造成更大影响。

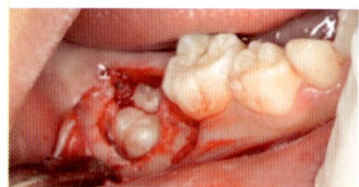
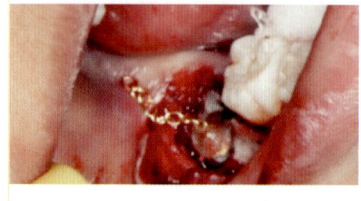
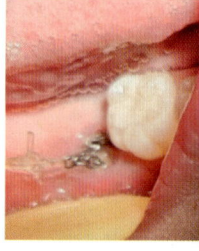

"埋伏牙"牵引

80. 孩子牙齿都蛀了可以做矫正吗

看到孩子长得"七歪八扭"的牙齿，家长们往往会感到焦急，希望能尽早带他们去医院开始牙齿矫正。当医生全面检查了孩子的口腔情况以后，有时会告诉家长，孩子有蛀牙了，需要先补牙。那么，孩子的牙齿都蛀了，到底能不能做矫正呢？

牙齿矫正前需要先补牙

如果发现孩子有蛀牙，则需要在戴矫正牙套之前，对蛀坏的牙齿进行相应处理。这是因为戴上矫正牙套后，牙齿清洁会变得更为困难，就会使原先的蛀牙迅速进展，一旦发展到牙神经或牙根发炎，就需要暂停矫正，先进行根管治疗，待炎症消除后再开始移动牙齿。

此外，如果牙齿因蛀牙发生了大面积缺损，也会使得牙套固位困难，容易脱落。因此，如果在牙齿矫正前蛀牙没有得到有效控制，牙齿矫正的效果和效率就会大大降低。

Q 牙齿矫正前需要做哪些准备？

如果孩子需要佩戴活动牙套，但牙齿因蛀牙而缺损面积过大，那么在补完牙后还需要装一个金属牙冠（称为金属预成冠）来恢复牙齿的基本形态，以利于牙套的固位。

如果蛀牙程度太过严重没有保留价值，则需要拔除蛀坏的乳牙，再设计相应的矫正牙套。

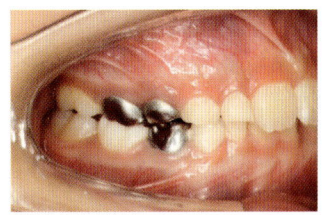

金属预成冠

牙医小贴士

在矫正前需要把蛀牙的问题先处理好，然后具体情况具体分析，制订个性化的矫正方案。即使在牙齿矫正前把蛀牙都补好了，也并不代表一劳永逸。在牙齿矫正的过程中仍然需要重视口腔卫生，否则以"一口整齐的烂牙"收场就得不偿失了。

81. 如何选择适合自己的矫正工具

目前市面上的矫正工具五花八门，有粘在牙齿上的，也有可以摘下来的；有晚上睡觉戴的，也有白天训练用的。那么矫正工具有哪些？又分别适合什么样的孩子呢？

按照固位的方式，矫治器主要分为活动矫治器和固定矫治器。家长可以根据孩子牙齿畸形的情况，在医生的指导下选择合适的矫正方式。

活动矫治器

活动矫治器是指孩子可以自己摘下或戴上的矫治器。

每次复诊时，医生会对矫治器进行调整、加力，以起到持续矫正牙齿的作用。它的优点是方便洗刷，不太影响美观。

但是，活动矫治器的作用力比较单一，仅可以推动牙齿向唇颊侧移动，所以更适合牙齿畸形不严重的情况。此外，佩戴牙套时孩子会有异物感，还可能会影响发音。佩戴活动矫治器对孩子的配合能力要求比较高。

固定矫治器

固定矫治器是由托槽和钢丝组成，根据材料的不同，分为金属托槽矫治器和陶瓷托槽矫治器，孩子无法自行摘戴，也就是我们常说的"箍钢牙"。固定矫治器可以较好地控制牙齿移动，且体积小、较舒适，不太影响孩子发音和语音训练，适用于换牙期（如门牙四颗已经换好，但比较不整齐）或者牙齿已经全部换完的孩子。但是它对孩子刷牙的要求比较高。如果孩子在矫正期间不好好维持口腔卫生，就会更容易得蛀牙和牙周病。

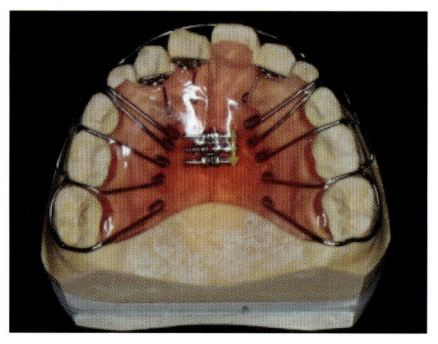

活动矫治器

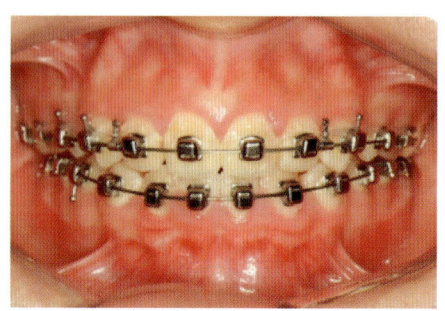

固定矫治器（托槽钢丝）

隐形矫治器

现在很火的隐形矫治器其实也是一种可以自行摘戴的活动矫治器。它能够通过口腔内的透明膜管对牙齿的畸形进行矫正。而且隐形矫治器一般不会对周围的组织造成损伤，同时可以较好地改善孩子牙齿畸形的情况。但是隐形矫治器对孩子的自律性要求极高。在矫正过程中，必须定期更换矫治器、规范使用咬胶，不然牙套很容易不贴合，导致没有相应的矫正效果。

另外，佩戴隐形矫治器时，牙齿的表面还需要粘接一些"小零件"，这样才能更好地发挥牙套的功效。

一些结合外科手术的矫治器，常见的是一些牵张器，结合手术对牙齿和牙槽骨都有一定的矫形力量。

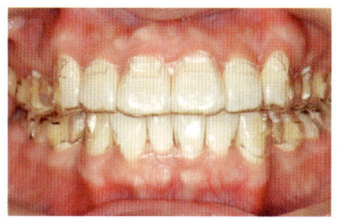

隐形矫治器

牙医小贴士

家长需要定期带孩子去正规医院进行口腔检查，根据牙错位的严重程度，在医生的指导下选择合适的矫正方式。在进行牙齿矫正期间，要注意口腔卫生，吃完饭后要及时漱口，以免影响矫正的效果。

82. 如何避免矫正牙齿后牙列不齐复发

牙齿、颌骨的移动与周围软、硬组织的改建过程密切相关。通常完成牙齿矫治后，口周软硬组织还没有完全建立新的平衡，因此牙齿还会有退回到原来位置的倾向。另外，如果口腔不良习惯还未戒除，也会导致牙列不齐复发。因此，摘除矫治器后，孩子需要配合佩戴保持器，并积极纠正口腔不良习惯。

Q 为什么要戴保持器？

都说"打江山容易，守江山难"。刚取下矫治器时，牙齿在新的位置上还不够稳定，有恢复到以前位置的趋势，此时就需要佩戴保持器，让牙齿稳定在新的位置上，守住矫正后的"胜利果实"。

Q 保持器有哪些类型？

目前最常使用的是透明压膜保持器，它的特点是可自行摘戴，美观，舒适性好，但容易损坏。

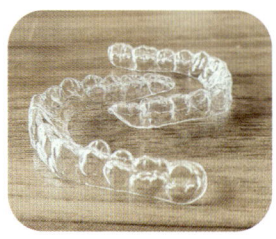

透明压膜保持器

此外，还有 Hawley 保持器，它的特点是可自行摘戴，有利于咬合关系的建立，但美观性和舒适度欠佳。

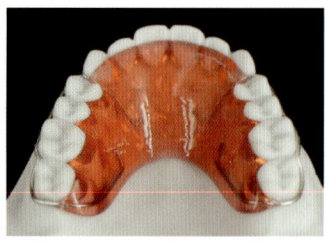

Hawley 保持器

舌侧丝保持器是一种固定式的保持器，由医生粘接在前牙的舌侧，兼具美观性和舒适性，但不易清洁。

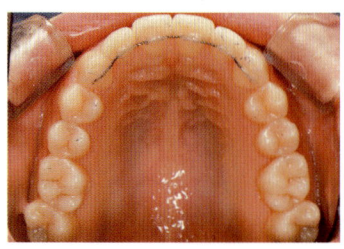

舌侧丝保持器

Q 保持器要戴多久？

通常正畸医生会建议患者结束矫正后至少需要佩戴保持器两年。第一年全天佩戴，如果牙列不齐没有复发趋势，第二年就可以转为夜间佩戴。对于容易复发的严重牙列不齐的患者则需要终身佩戴保持器。

如果没有规律地佩戴保持器，则会导致牙列不齐复发。部分唇舌习惯造成的复发可以通过唇肌训练和佩戴活动矫治器来扭转。而有些情况也可以通过佩戴弹性保持器来进行轻微调整。复发严重的话，则需重新矫治。

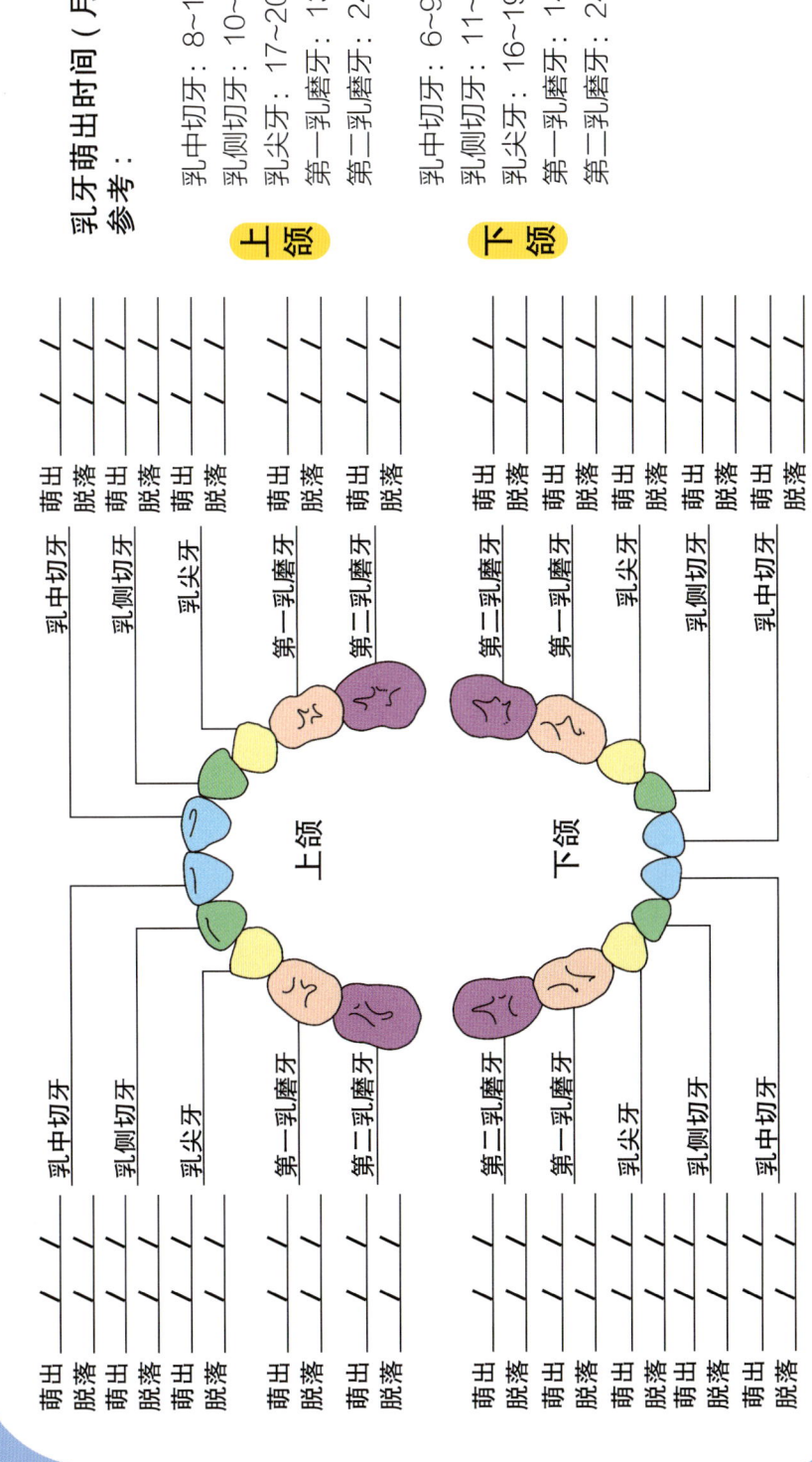

儿童乳牙萌出、脱落时间记录表

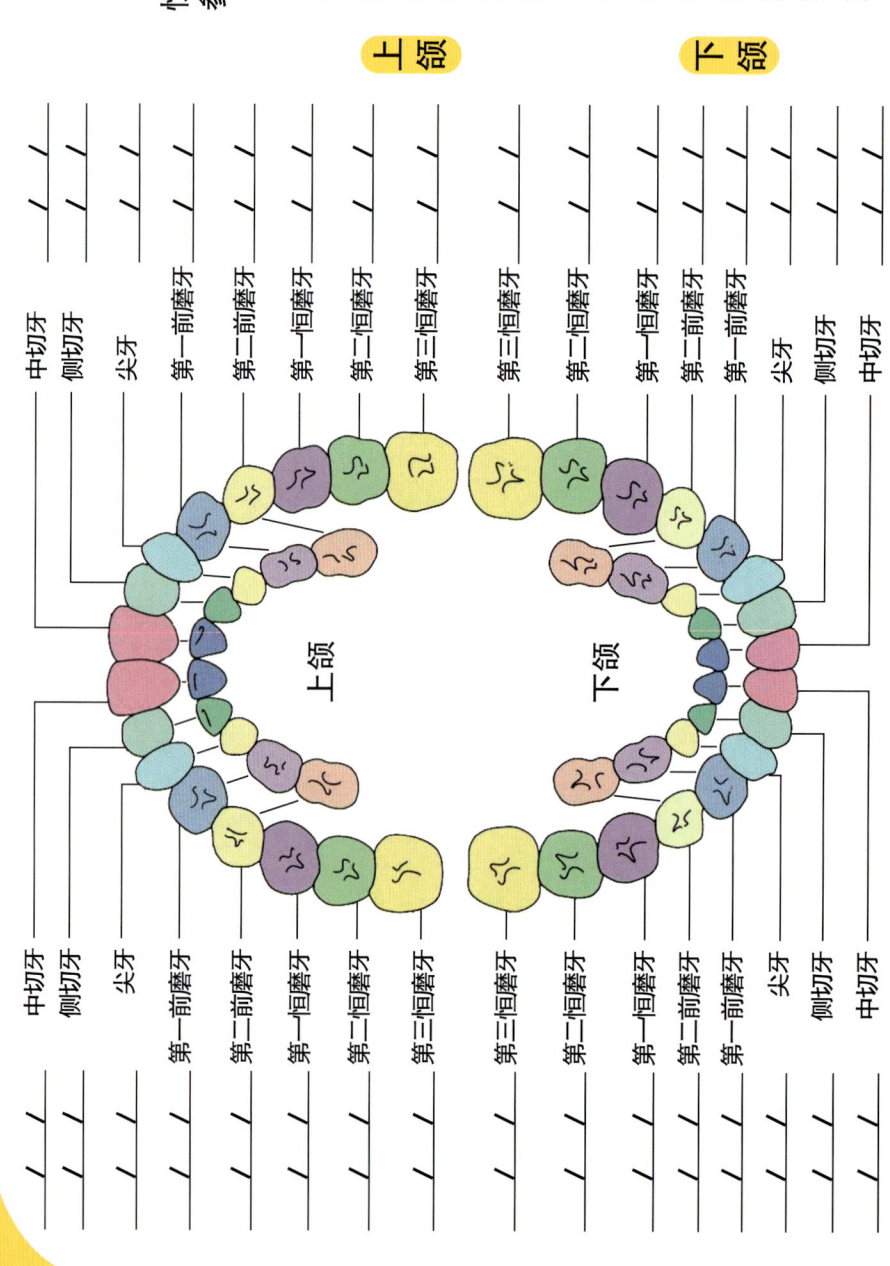

附录 3

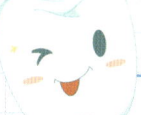

儿童涂氟时间记录表

时间	地点	备注
/ /		
/ /		
/ /		
/ /		
/ /		
/ /		
/ /		
/ /		
/ /		
/ /		
/ /		
/ /		
/ /		

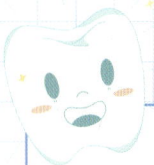

儿童口腔检查记录表

时间	地点	检查结果	治疗内容	预约复查时间
/ /				/ /
/ /				/ /
/ /				/ /
/ /				/ /
/ /				/ /
/ /				/ /
/ /				/ /
/ /				/ /
/ /				/ /
/ /				/ /
/ /				/ /
/ /				/ /
/ /				/ /
/ /				/ /